望まない妊娠という不安のない暮らしを実現できる未来のみなさんと、
その実現のために責任ある射精ができる、そしてできるようになるみなさんへ

目次

射精責任

はじめに

すべて男性にかかっているのです

親愛なる読者のみなさん。本書を始める前に、説明と、短いですが切実なお願いがあります。

私は信心深い母親で、6人の子どもがいます。2006年に『Design Mom』というブログを書き始め、それが話題になり、思いがけずオピニオンリーダーとしてのキャリアをスタートさせました。執筆していたブログはタイム誌で「ウェブサイト・オブ・ザ・イヤー」に選出され、アイリス・アワードでは「ブログ・オブ・ザ・イヤー」、そしてニューヨーク・タイムズ紙のベストセラーとなった本を執筆するなど（書名『Design Mom』）、各方面から称賛を受けています。私はこれまで、一筋縄ではいかない問題についての議論で何度も進行役を務め、大きな影響力を持つ世界中の人々に話を聞いてきました。私の書いた文章は各所で引用され、世界中で共有されています。そして、これまで執筆したなかで最も重要な論考は中絶に関する一編で、その論考が本書のベースとなっています。

この論考のなかで、妊娠中絶の原因として見過ごされがちな事柄について、いくつかの提案をしました。一番強調したかったのは、妊娠中絶の99％が望まない妊娠が原因であり、その**望まない妊娠のすべての原因が男性にある**ということです。これまで妊娠中絶に関わる議論は、すべて女性を中心として展開されてきました。望まない妊娠は女性の身体の問題であり、望まない妊娠を終わらせる権利が女性にあるか否かという議論に終始しています。しかし、中絶を効果的に減らしたいと考えるのなら（多くの州が決定したように、中絶を完全に禁止するのなら）、女性を議論の中心に置くことは、二つの理由から根本的に間違っています。ひとつめ、妊娠中絶の禁止は効果的ではないという明らかなデータがあるから。そしてふたつめ、先にも述べた通り、すべての望まない妊娠の原因は男性にあるからです。妊娠中絶を考えるとき、女性にだけ焦点を当てるのは時間の無駄です。

すべての望まない妊娠の原因は男性だって、信じられませんか？

では私がご案内しましょう。本書には、28章に及ぶシンプルな議論が提示されています。

そしてなぜそれが真実なのか、理由が説明されています。

セックスをするから望まない妊娠をするのではありません。望まない妊娠は、男性が無責任に射精をした場合にのみ起きるのです。彼とパートナーが妊娠を望んでいないというのに、男性が精子を女性のヴァギナに放出した場合にのみ、起きる。これに対する予防は、男性にとって難しくありません。

毎日24時間、来る日も来る日も妊娠させることができる人が、1ヶ月に24時間だけ妊娠可能な人に負担を強いているのが現状です。

あなたが妊娠中絶についてどう考えているかはわかりませんが、でも、この本を手にしてくれたということは、気にかけてくれているのでしょう。その権利のために戦うべきだと考えている、あるいは解決しなくてはいけない問題として捉えてくれているはずです。

しかし、あなたが妊娠中絶についてどう感じていようと、どんな信念を持っていようと、その考えを一度手放してほしいのです。私も同じようにします（私の立ち位置に興味がある方は、ぜひGoogleで検索してみてください）。なぜ一度手放すかって？　私がこの本で提示した提言は、何十年ものあいだこの問題を停滞させ続けた、中絶に対する賛成・反対のディベートから、対話を別の方向へと進ませる狙いがあるからです。建設的だと考えてもらえるような、新しいアプローチを紹介しましょう。

今までになかった考え方に心を開いてくれて、心から感謝します。

ガブリエル・ブレア

おことわり

私の提言は、シスジェンダー❶であり、異性愛者の視点から書かれていることを、まずはお伝えしたいと思います。すべての読者のみなさんを歓迎していますし、すべての人がこの提言からなにかを学んでほしいと願ってはいますが、LGBTQIA+(レズビアン、ゲイ、バイセクシュアル、トランスジェンダー、クィア、インターセックス、アセクシュアル)のすべてを包括した言語で議論を展開すれば、精子を生産する人であれ、妊娠が可能な人であれ、クィア、トランス、そしてノンバイナリーの人々それぞれの経験をなきものとしてしまうだけでしょう。最終的に、シスジェンダーで異性愛者の提言を、シスジェンダーで異性愛者の性的関係を維持する人たちのために展開することにしました。

読み始める前にこれを明確にしておくことで、期待値をある程度、調整していただけると思いますし、誰もが居心地の良い読書を楽しめると考えています。とはいえ、この本はシスジェンダーであり異性愛者の視点で書

❶ シスジェンダーとは、性自認(自らの性をどのように認識しているか)と生まれつきの性別が一致している人のこと。

かれてはいますが、力関係や責任といったテーマについて、多種多様な視点に役立つ記述が見つかるはずです。

単語を二つ記しておきます。私が**「射精」**という言葉を使うときは、精子を放出する射出作用を指しています。私が**「中絶」**という言葉を使うときは、望まない妊娠が理由の人工妊娠中絶を指しています。そして妊娠中絶の99%がこれに当たります。胎児の成長や母体の健康上の問題が理由で、意図的に妊娠を中断させることを指してはいません。そして一時的な、あるいは永続的な不妊を経験している人たちがいることも理解していますが、本書の提言は、男性も女性も完全な生殖能力を持っていることを前提にしています。

提言

1

男性の生殖能力は女性の50倍

　まずは生物学からいきましょう。女性の体は、思春期から閉経までの約35年から40年のあいだに、毎月、約24時間にわたって受精可能な卵子を作りだします。例えばこの24時間が月曜日の昼に始まり、火曜日の昼に終わるとして、卵子は2日間にわたって受精可能だと思われがちなのですが、実際のところは24時間です。

　一方で、男性の精子は一日中、どんなときでも生殖能力を持つ状態です。精子が年齢とともに元気がなくなることはよく知られていますが、男性自身は命が尽きるその日まで、精子を作り続けることができます。

40年間にわたって月経を経験した女性が80歳になったとき、受精可能な日数を480日経験したことになります。

12歳で思春期を迎えた男性が80歳になったとき、彼が経験した生殖可能日数は2万4820日となります。

2万4820を480で割ると……女性に比べ、男性は約50倍もの生殖可能日数を持っていることがわかります。

女性がセックスをする場合のほとんどは、卵子が受精可能でないため妊娠することはできません。男性がセックスをする場合は、いつ何時であっても、誰かを妊娠させることができます。なぜなら、男性は常に生殖能力があるからです。理論上、生殖が可能な男性は、1年で妊娠可能な女性を（1名、あるいはそれ以上！）365回（あるいはそれ以上！）孕《はら》ませることができるのです。一方で、女性が妊娠できるのは、1年で一度だけです。

この生殖能力の大きな違いは、最初に理解しておくことが重要になります。大げさに言っているわけではありません。生物学上のシンプルな事実です。しかしこのシンプルな事実が、生殖能力と妊娠の原因を考えたとき、男性と女性が同じグループには属していないという現実を示しているのです。一方の生殖能力がはるかに高いからです。

この事実は、問題の本質であるにもかかわらず、望まない妊娠と中絶の問題を話し合うえでほとんど言及されてきませんでした。この現実がその他すべての議論に影響を与えるのに。

一度この生殖能力の格差に気づけば、妊娠と妊娠中絶が「女性の問題ではない」ということは、これ以上ないほど明らかです。妊娠における男性の役割は、脇役ではありません。男性の生涯続く卓越した生殖能力が、すべての望まない妊娠の立役者だと言えます。

2

精子は最長5日間生き続ける

「正常」な生殖能力を持つ女性は約4週間ごとに、卵をひとつ生み出します。その卵、つまり卵子は、約12時間から24時間の「受精可能期間」を持っています。これだけ受精可能期間が短いのですから、妊娠は簡単に避けられるって思いませんか？

でも、そんなに簡単な話ではないのです。

まず、精子は卵子よりも長生きです。一旦、女性の体内に入ると、精子の「受精可能期間」は最長で5日間もあります。

月曜日に男性と女性がセックスをしたとしましょう。男性が女性のヴァギナに精子を排出して、その精子の一部が留まりました。男性と女性はそれぞれが仕事で別々の町に出かけ、お互いに会うことは1週間ありませんでした。

さて、セックスをした月曜日、女性の卵子は受精可能な状態ではなく、セックスのあと女性の体内に留まっていた精子も、卵子を受精させることはできません。

火曜日、女性の卵子は受精可能な状態ではなく、精子は卵子を受精させることはできません。

水曜日、女性の卵子は受精可能ではなく、精子は卵子を受精させることはできません。

木曜日、なにかが変わります。女性の卵子が受精できる状態になった時点で、ヴァギナのあたりに留まっていた精子が突然、数時間前まで難攻不落だった卵子の突破口を見つけ出すのです。

木曜日、月曜日にしたセックスにより女性は妊娠します。

つまり、女性の卵子は毎月24時間だけ受精可能だということは正解です。しかし実際に妊娠を回避するには、24時間の「受精可能期間」とプラスして、その5日前から卵子を精子から遠ざけておかなければならないのです。より安全性を高めようと思ったら、卵子の24時間の「受精可能期間」の7日前から卵子から精子を遠ざけておくべきだと医師は推奨しています。

簡単だって思いますよね。毎月1週間だけ、卵子から精子を遠ざけておけばいいのだから。できるよね。楽勝だよね。でも、ひとつ大きな問題があります。**自分の卵子がいつ生殖可能になるか、女性にはわからないのです。**

3 女性の排卵時期は予測できない

卵子が受精する準備が整ったことを知らせるネオンサインはありません。目覚まし時計が鳴るわけではありませんし、七面鳥の焼け具合を教えてくれるターキータイマーが子宮に刺さっているわけでもありません。

排卵の時期を**推測する方法**はいくつかあります。例えば、体温の変化、子宮頸部のうるおいの変化、胸の圧痛などもそうでしょう。乳房に痛みを感じる場合、排卵の可能性もあります。あくまで可能性です。もしかしたら、という状態です。

まるで時計のように正確な排卵周期を持つ人もいますので、その信頼できる周期から、いつ妊娠可能なのか推測することができます。一般的な医療指導によれば、最後の生理がスタートした14日後に排卵が起きるそうです。でも、最も信頼できるはずの周期さえも変化することがあるので、そのデータも実際のところ役には立ちません。女性は最後の生理が始まった日の14日後に排卵する可能性があります。するかもしれません。**たぶんね。**

その可能性はあります。

身体的な変化やリズム、排卵周期を追跡したとしても、女性の体が前触れなしに変化してしまえば、為す術はありません。そして、そのような突然の変化は誰の体にも起こることです。自分の体から出るサインを読み取ろうと努力したり、身体の変化を知らせるアプリを使ったりしたとしても、それが本当に正しい情報なのか、確信することはできないのです。

それって本当ですか？　排卵時期の予測が**そこまで**難しいわけがない……もしかしてあなた、そう思っていませんか？　残念だけど、実際は本当に難しいのです。3万25

95名の女性を対象として行われ、科学雑誌『Human Reproduction Open』に掲載された2020年の研究を見てみましょう。この研究の目的は、月経周期の長さと、実際に排卵が起きるタイミングを調査することでした。

驚きの結果が出ています。妊娠を希望し、月経周期を熱心に追跡し、最後の生理がスタートしてから14日後が排卵日だという知識を持っている女性であっても、実際の排卵日を正確に予測することはできませんでした。そのうえ、こんな発見がありました。

●調査対象の女性の31%が、月経周期を28日だと考えていた。そのうち実際の周期が28日だったのは12%だけ。
●87%の女性の月経周期が、23日から35日だった。
●半数以上（52%）の女性の月経周期に5日、あるいはそれ以上のばらつきがあった。
●月経周期が実際に28日の女性たちのあいだには、排卵日に10日程度の開きがあり、それは研究対象となった女性のすべての周期において当てはまった。

研究は次のように結論づけています。

月経周期の長さが予測できたとしても、排卵日は大変、変動しやすいものである。周期の長さだけで妊娠可能期間を正確に予測することはできない。

女性の月経周期は平均で28日ではあるが、月経周期のばらつき、女性の体調変化によるばらつきもある。ゆえに、妊娠可能期間も大きく変動すると思われる。

これらの結果は、女性の排卵周期の特異性を表している。

この研究結果は、妊娠を望んでアプリを使用し、妊娠可能期間を推測することの意味についても端的に示しています。

妊娠を希望し、妊娠可能期間を知るためにアプリを使用する女性はうなぎ登りに増えていますが、そのようなアプリの多くは、月経周期のみをベースに排卵を予測しており、その予測精度は極めて低い可能性があります。こういったアプリは、女性の妊娠可能期間は誰でも同じものとして予測しますが、女性によってその期間は異なるという事実を度外視しています。

結局のところ、カレンダーとにらめっこをし、体からのサインを待ち、アプリを使用して女性の妊娠可能期間を追うことは、バース・コントロール（受胎調節、避妊）のための最強の武器とはならないのです。それはとてもリスクの高い挑戦であり、重大な結果が待っているかもしれません。

もちろん排卵日を予測する検査は存在しますが、やっかいな「精子の受精可能期間は5日間である」という問題をクリアできてはいません。検査を受けたそのときに、排卵が目前に迫っているかどうかはわかります。しかし、来週排卵するのか、それとも数日で排卵するのか教えてはくれません。

こういった検査は、妊娠を望む人たちのためにあるのです。妊娠可能期間に卵子から精子をできるだけ遠ざけたい人たちのために設計された検査ではないのです。検査結果が陽性で、あなたが妊娠を希望しているのであれば、それは、**いますぐセックスをしてちょうだい！**という意味になるのです。排卵がとても近いのだから、ヴァギナのなかに精子を待機させなければ！

妊娠を避けたいのに排卵日検査結果が陽性に出たときは、それは「しまった！　5日以内にセックスしてないよね？　念のため、今日から数日はセックスしないで！」という意味になります。役に立ちませんよね。

排卵日検査を避妊に使えばいいのではと考える人がいるかもしれません。だって妊娠可能期間って、12時間から24時間の話なんでしょ？　しかし実際のところは、毎月何度も検査をして、正確な排卵日を割り出さなければならないばかりか、例の「精子の受精可能期間は5日間である」という問題はクリアできません。そのうえ、この排卵日検査は将来の計画にも役に立ちません。来月のハネムーンのときにあなたが排卵するかどうかを予測するなんてことができないのです。とある不妊治療専門医と話をした時のことです。医師は「妊娠を望んでいるのであれば、妊娠可能期間を追跡することはとても効果的です。しかし排卵というのは、なんの兆候も示さずに突然排卵しなかったり、時期がずれたりしますから、避妊に使用するのは**絶対に**お勧めできませんね」

女性の妊娠可能期間を予測するのが、本当にそこまで難しいの？って思っていませんか？　人工授精（ＩＵＩ：intrauterine artificial insemination）を10回以上経験している女性の話を聞いてみてはどうでしょうか。ちなみに費用は平均で１３００ドルです。

女性の妊娠可能期間を追跡することは難しく、正確な答えが出ないことが多いと結論づけざるを得ません。それなのに、社会は女性の体にばかり焦点を当て、私たち女性は24時間しかない卵子の受精可能時間がいつ来るのか把握することに、多くのエネルギーを使っています。

同時に、私たちは男性の生殖能力の事実についても見逃しています。私たちの社会は男性の生殖能力については一切追跡しないのです。アプリなんてありません。ドラッグストアで購入できる検査キットもありません。必要がないからです。誰もが、男性が生殖能力を持つ時期を知っています。男性は一日中、そして毎日、生殖が可能なのですから。

短く、予測が困難なのに毎月訪れる妊娠可能期間を中心として妊娠予防産業は成り立っていますが、常に生殖可能な男性の生殖能力に対処するものは、全く、ひとつとして、女性のそれにわずかに近いものであっても、存在しません。社会は間違ったものに焦点を当て続けているのです。

このナンセンスを説明するために例えを考えてみました。あなたの家の敷地内に迷惑行為をするご近所さんが二人来たとしましょう。そのうち一人が、夜中にあなたの家の玄関に犬のフンを置き去りにします。毎晩のことです。朝起きて外に行くと、毎朝、袋に入った犬のフンが置かれている状態です。気持ち悪いですよね。すごく臭います。毎日続きます。そこに置かれているのを忘れて、袋を踏んでしまい、フンが靴についてしまうこともあります。毎朝その袋を拾って、ゴミ箱に捨てるのはあなたです。

それではもう一人の迷惑な人物を想像してみましょう。1ヶ月に一度、この人物は袋に入った生ゴミをあなたの家の玄関に置きます。置かれるタイミングは謎に包まれています。いつその人物がやって来るのかもわかりませんが、確実に月に一度はやってきます。気持ち悪くて、臭うのは同じです。そしてゴミ箱に捨てるのはあなたです。

このシナリオでは、あなたにとって頭が痛いのは、毎夜やってくるフンを置き去りにする人です。もちろん生ゴミだって嫌ですけれど、フンの人は途切れることなくやってくるじゃないですか。フンの問題を解決することが重要ではないでしょうか。

迷惑行為に対応するためにフンを置き去りにする人を無視して、その代わりに月に一度訪れる生ゴミの人が正確にいつやって来るか、必死になって把握しようとしているとしたらどうです？（先月、この人は13日の夜中にやってきて、2ヶ月前は14日の朝6時にやってきたので、たぶん今月は15日？　でもちょっと待って。3ヶ月前は5日にやってきたじゃない。うーん。パターンが読み切れないけど、いつかわかる日が来ると思うわ）これって、馬鹿げた対策だと思いませんか。

完璧な例えでないことはわかっていますが、男性ではなく、女性の妊娠可能期間に焦点を当てるのは、避妊を考える際には見当違いだとの説明には有効だと思います。

私たちは、射精行為を不規則に起きるもの、意図しないもの、未然に防ぐことができないもの、予測できないものとして扱います。そして、排卵を事前にピンポイントで、簡単に予測できるものだと捉えます。

どういうわけか、私たちはこの二点の区別をつけられなくなっているのです。

4

排卵はコントロールできないが、射精は違う

女性は妊娠可能期間をコントロールすることはできません。排卵を始めることも、終わらせることもできません。女性は卵子の動きを把握することができません。セックスの最中、卵子を自分の体から別の誰かの体に移動させることはできません。受精可能な卵子の近くに精子がやってきたら、卵子は積極的に精子と

結びつこうとし、卵子の表面の壁を突き破る手助けをしますが、そのときまで、卵子はじっとそこで待っているだけなのです。受精するなにかを求めて、体内から出て行くことはないのです。

一方、男性は、射精をコントロールすることが可能です。射精の頻度もコントロールできます。体内から頻繁に精子を出すことも、誰かの体内に残すことも、積極的に選択することができます。そして男性の精子は活発です。射精された精子は、受精するための卵子をすぐに探し始めます。

排卵と着床は不随意（意志とは無関係）の出来事です。排卵はセックスをしようが、しまいが、行われます。排卵はほぼ1ヶ月に1回起きますが、そのままでは妊娠することはありません。排卵が妊娠という結果に結びつくには、男性が射精する意志を持ち、精子を放出しなければなりません。

精子は受精させます。卵子は受精します。

排卵は無意識です。射精は自発的です。

5

女性用避妊具は、手に入れにくくて、使いにくい

女性による避妊は、数え切れないほど多くの女性の人生を進歩させた、現代の奇跡です。

2019年、国連は世界で8億4200万あまりの人々が現代的な避妊法を利用していると しました（現代的な避妊法とは、ピルやホルモンによる避妊法、IUD（子宮内避妊具）、卵管結紮《けっさつ》術といった避妊手術を含み

ます）。アメリカ国内では、既婚女性の90％以上が避妊を経験しています。長期間にわたる交際相手のいる93％の独身女性に避妊の経験があります。信心深いと自認する99％の女性（主流派プロテスタント、福音派プロテスタント、カトリック）に避妊の経験があります。88％のすべての女性が避妊を経験しています。健康保険に加入していないアメリカの女性も、81％が避妊しています。

私自身、今まで一度も避妊をしたことがない女性に出会ったことはないと思います。そこには性的にアクティブでない女性、交際している男性がいない女性、あるいは男性とはセックスをしない女性なども含まれています。なぜなら、避妊薬は妊娠を防ぐ以外にも多くの健康上の理由で処方されることがあるからです。避妊ができることに私は感謝しています。選択肢があることに感謝しています。多くの女性にとって有効な手立てだということに感謝しています。避妊薬を服用することに対する偏見や恥をほとんど目にしないことをうれしく思っています。しかし忘れてはいけないのは、避妊は責任であると同時に、負担なのです。

ピルをはじめとするホルモン経口避妊薬の選択肢は、60年以上前から存在していますし、入手や使用は簡単だというのが共通認識です。痛み止めの薬を手に入れるついでに買えばいいのですから、簡単なことですよね。

でも実際のところ、それは真実ではありません。ピルに関して真実ではありませんし、それ以外の、女性のためのすべての避妊薬や避妊具についても真実ではありません。ピル、パッチ、リング、注射、IUDなど、女性用避妊薬や避妊具には処方箋が必要です。つまり、女性にとって一般的な避妊法はすべて、診察の予約と検診からスタートするのです。

たいしたことないって？　そう思っちゃいますよね？　医師の診断なんてたいしたことないじゃない。そうでしょ？　新規の患者を受け入れる医療機関を見つければいいだけです。健康保険に加入して、医療機関がその健康保険を受け付けてくれるか確認して、予約まで6週間待って、自己負担金をかき集めて、仕事を休んで、学校を休んで、子どもを預ける場所を確保して、例の診察台の上に寝て両足を広げて、医師が冷たい金属で敏感な部分を探検するのに耐えればいい……それだけですもの。そのあとはドラッグストアを探して、処方箋の薬を調合してもらうために45分も並んで待てばいいじゃないですか。住所不定ではない幸運な人はオンライン登録して、避妊薬を配送してもらうこともできますね（配送が時間通りにしっかり行われているか、処方箋が最新かどうか、アカウントを監視してくださいね）。

医師が処方してくれた避妊薬が自分に合わない場合、別の選択肢を考えなくてはいけないので、再び予約を取ることになります。ＩＵＤを入れるとか、３ヶ月ごとに注射を打つとか、選択する避妊法によって定期検診の予約も必要になります。避妊方法が体に合っている場合でも、処方箋を最新の状態にしておくために最低でも年に一度は医師の診察を受けなければなりませんし、ピル、パッチ、ＩＵＤを使用している場合、オンライン薬局のアカウントを確認し、変更された処方箋をアップデートしたり、処方箋の薬を調合してもらうために定期的に薬局に通ったりする必要があります。ああそれから、別の街に引っ越したとしますよね。その場合は医師を探すところから、もう一度すべてやり直してくださいね。

もしあなたが未成年で、避妊薬の処方を受けたい場合、両親の協力を得なければならず、状況によっては不可能だったり、怖くて言い出せなかったりすることもあるでしょう。[18]

歳以上で、初めて避妊薬を自分で入手する場合でも、勇気が必要なことでしょう。

今現在セックスパートナーがいない場合、医師の診察を先延ばしするかもしれないし、処方箋の有効期間を失効することだってありますよね。そうなると将来的に性行為をするとなった場合、また最初からやり直しです。

望まない妊娠を避けたいと考えている人たちにとって悪夢なのは、避妊具や避妊薬の入手をさらに困難にしようと積極的に活動している人々が存在するということです。2020年7月、最高裁判所は、民間雇用主が宗教的、道徳的な理由で避妊薬への保険適用を外すことができるという決定に対し、合憲であるとの判決を下しました❷。

そして、2022年にロー対ウェイド判決❸が覆され、アメリカ連邦最高裁判所判事のクラレンス・トーマスが、婚姻関係にある夫婦間での避妊具の使用を合法化したグリスウォルド対コネチカット

❷ オバマケア（医療保健制度改革法）では、雇用主に対し避妊具や避妊薬の全額保険適用を義務づけていたが、トランプ政権はそれを撤廃した。

❸ 1973年のロー対ウェイド判決により、人工妊娠中絶の選択は女性の権利であると認められた。しかしその後も、女性には中絶を決める権利があるとするプロチョイス派と、胎児の生命の尊重を主張するプロライフ派のあいだで激しい対立が続いていた。2022年に米連邦最高裁がロー対ウェイド判決を覆すという歴史的な判断を下し、憲法で保障されていた中絶の権利が否定されることとなった。これにより、アメリカの多くの州で中絶を禁止、あるいは制限する可能性があるとされる。

判決[4]についても、覆る可能性を示唆しました。
ということで、女性が避妊薬や避妊具を手に入れようと思ったら、私たちが考えるよりもずっと大変で複雑なのです。でも、処方箋を受け取ることができたとしたら、前途洋々に違いありません。

そんなわけないけどね！

ピル、パッチ、IUD（子宮内避妊具）、注射の副作用は長期にわたり、そして深刻なものなのです。気分の落ち込み、倦怠感、頭痛、不眠、気分変動、むかつき、胸の痛み、吐き気、体重増加、にきび、むくみ、血栓、心臓発作、高血圧、肝がん、そして脳卒中と多岐にわたります。女性の月経周期により、効果が出始めるまでに2日から7日かかることも知られています。だから、処方箋薬を出してもらったとしても、即座に避妊できるというわけではないので

[4] 州法により避妊行為そのものと、避妊に関する一切の助言を違法としていたコネチカット州で、1961年に家族計画クリニックが開設された。開設に踏み切ったイェール大学のバクストンとクリニック所長のグリスウォルドは逮捕され有罪判決を受けたが、連邦最高裁に上告。1965年、最高裁は避妊を禁じた州法を違憲とし、プライバシーの権利は憲法で保障されると認定した。この判決はのちのロー対ウェイド判決の根拠ともなった。

す。

銅付加ＩＵＤ（銅タイプの子宮内避妊具）を挿入した場合、数ヶ月、時には1年以上にわたる出血を訴える女性もいます。これは、生理用ナプキン、タンポン、月経カップを、**毎日**、長期間使用しなくてはならないことを意味します。洗濯物も増えますし、シーツの取り替えも必要になるでしょう。時間、体力、リソースを消費します。お金だってかかります。黄体ホルモン放出型ＩＵＤの場合、月経による出血が予測できなくなります。出血がほとんどなくなる人もいますし、出血は少ないけれど生理期間が長くなる人もいます。副作用には、頭痛、ニキビ、胸の張り、気分変動、骨盤痛、強い月経痛などがあります。ＩＵＤの装着を考えているのなら、生理が重くて強烈になる銅付加タイプのＩＵＤを選ぶか、ホルモンを放出するＩＵＤとその副作用を選ぶか、なるべく楽しい気持ちで考えてみてください。

注意しなければならないことはまだあります。避妊のためのホルモン剤と飲み合わせの悪い薬があるのです。ある種の抗生物質、抗真菌剤、吐き気止めがそれに当たります。

すべての女性が副作用を経験するわけではありませんし、経験した副作用が気になる女性ばかりでもありません。しかし多くの女性にとって、避妊薬や避妊具の副作用はやっかいな問題ですし、それは当然のことです。

避妊薬のリスクについて教えられた経験のある女性はほとんどいませんし、実際に副作用を経験したとしても、それを受け入れて暮らしていくことを期待されているというだけのことです。**文句はナシ。だって避妊薬ってそういうもの。多くの女性が飲んでいるのだから、あなたに起きていることが深刻だとは思えない。これがセックスの代償。受け止めなさい。**そういうことです。

ジョンソン・エンド・ジョンソン社製コロナワクチンに血栓症のリスクがあると判明したことで、10日間の一時使用停止が勧告されたことを覚えているでしょうか。ジョンソン・エンド・ジョンソン社製ワクチンを接種した700万人のうち6人が重度の血栓症を発症し、そのうち1名が亡くなりました。血栓症のリスクは100万分の1であったにもかかわらず、当時はニュースの見出しを読んで恐ろしくなったものです。

一方で、一般的な女性用避妊薬の血栓症リスクはこれよりはるかに高いことがわかっています。血栓症になるリスクを3倍にします。FDA（食品医薬品局）によれば、避妊薬を使用している女性が深刻な血栓症を発症するリスクは、年間1万人に3人から9人とされています（世界中で3億2700万人の女性がホルモン経口避妊薬を服用しています）。

今現在判明している事例をベースに考えると、避妊薬はどのコロナワクチンよりもリスクが高いと言えるのです。それなのに、連日ためらわれることなく処方され、時には13歳や14歳の若さで服用が始まります（時には、これより若い場合も）。

もう一点あります。セックスをしない日であってもホルモンを吸収し、副作用で体調を崩すことを受け入れなければならないのが、女性の避妊のための選択肢の大半なのです。

実際の生活で考えてみましょう。［例1］結婚している女性。ピルを服用しています。夫は3ヶ月間、別の街に出張しますが、週末には家に戻ることができるかもしれません。女性はピルを服用します。ホルモンを口から体内に取り込んで、副作用に耐えます。3ヶ月間、毎日です。夫とはめったにセックスができないにもかかわらず。

それでは、［例2］です。交際相手のいる独身女性。妊娠を予防するためにピルを服用しています。交際相手と別れた彼女には、決断のときが迫っています。ピルをこのまま飲み続けるべき？　でも理想の男性がすぐ目の前に現れたとしたら？　セックスを楽しみたいと考えたとしたら？　彼女はピルを飲み続けることにしました。ホルモンを口から体内に取り込んで、副作用に耐えます。だって万が一のことがありますから。結局、数ヶ月間セックスをすることはありませんでした。

男性のみなさん。あなたのガールフレンドが、妻が、パートナーが、あなたのためにしてくれていることを考えてみてください。セックスをする、しないにかかわらず、わずかな期間しか妊娠可能ではない女性が、四六時中、男性の生殖可能期間に対処しているのです。

悪いことばかりではありません。多くの女性にとって避妊は必要不可欠なことですので、喜んで受診してくれます。女性が避妊に責任を持つと断固として決めた証があります。なんと80億ドルの避妊薬・避妊具市場のうち、90％が女性の購入する避妊具で占められているのです。出費、不便さ、毎日の手間、メンテナンス、そして副作用があるとしても。

注釈1　ピルについて。想像以上に多くの人が、ピルはセックスの直前に服用するものだと考えていることがわかりました。そのうえ、セックスをしなければピルを服用する必要はないと推測する人が予想以上に多いことにがっかりしました。頭痛のときに服用するアスピリンとか、イブプロフェンのような類いと混同しているようです。実際に症状があれば服用すればよいと思っているのです。でも、ピルはそんな薬ではありません。なにが起きようとも毎日服用しなければ効果はありません。そして効果が出るまで、1週間は飲み続けなければならないこともあります。

注釈2　ピルの服用が、必要以上に複雑な手順になっていること。ウェブサイト『The Conversation』に掲載された「経口避妊薬の服用は、健康よりもローマ教皇との関係が深い（Contraception: the way you take the pill has more to do with the pope than your health）」という記事があります。スーザン・ウォーカー氏がピルの歴史をひもといています。それには、月経周期をピルが模倣する方法などについても詳細が記されています。

標準的な避妊用ピルは21日間にわたって服用され、7日間の休薬期間が設けられています。その期間、女性は砂糖の錠剤、あるいはプラセボを服用します（標準的な28錠入りピルのパックには、7錠のプラセボが入っています）。そして、出血します。ピルを服用する女性は「生理」のような出血を毎月経験しますが、その「生理」は作られたものであり、全く必要のないものです。1週間にわたってピルの服用を中止し、プラセボを飲むと、ホルモンレベルが下がり、そのため子宮内膜が剝がれ落ちます。しかしこれは、生理の出血とは異なるものです。体が卵子を流し出しているわけではありません。この「生理」は正しくは、消退出血と呼ばれる出血なのです。

この7日間の休薬と、偽物の「生理」は、「新しい避妊方法を、自然の生理周期の延長としてローマ教皇が受け入れることを促す試み」だったらしいのです。

この試みは成功せず、いまだにローマ教皇は多くの場合において避妊を禁じています。しかし7日間の「休薬」はいまだにピルの服用方法の一部であり、この不必要で複雑な飲み方が避妊の失敗を招いています。望まない妊娠のリスクを高めるのです。多くの避妊方法が必要以上に複雑で難しい。そしてこの複雑さの責任は、権力を持つ男性にあると思い起こさせてくれる出来事ではないでしょうか。

6

男性用避妊具は、驚くほど簡単に手に入る

避妊に関して、男性には二つの選択肢があります。コンドームと精管結紮術（パイプカット）です。どちらも女性の避妊方法に比べ、簡単で、安くて、便利で、安全です。コンドームは食料品店、ドラッグストア、雑貨店、ガソリンスタンド、セブン-イレブンでも売っています。公共のトイレやナイトクラブにはコンドームの自販機があります。一日24時間、365日購入が可

能です。国内で最も手に入りやすい製品かもしれません。

コンドームはお手頃価格です。アメリカでは1箱30個入りのコンドームはだいたい10ドルぐらいで購入できます。[5]アメリカ国内50州では無料でコンドームが手に入ります。インターネットで購入して自宅まで届けてもらうこともできますし、クリニックや保健機関で受け取ることもできます（処方箋はいりませんし、許可もいりませんし、質問もされません）。地元の大学に併設されたクリニックに行けば、無料のコンドームがたっぷり置いてあります。

コンドームは便利です。だって、医師の診断を受けなくていいですし、体のなかで最も敏感な場所になにかを入れられて診察されることもありませんし、処方箋もいらないし、どこにでもあります。事前に買うことができますし、3年から5年も保管できます。だから、コンドームを買っておけば、特になにも考える必要なく準備が整ってしまうというわけです。

コンドームは種類が豊富です。サイズは多いし、素材は豊富だし、潤滑ジェルだって種類が多いし、フレーバーだってあるじゃないですか。選ん

[5] 日本では1箱10個入りで900円前後が多い。

だブランドのコンドームを使ったセックスで満足できなかったら、他にお気に入りを見つければいいのです。ゴムにアレルギーがあるのなら、別の素材を選ぶことだってできます。そしてコンドームの使用に何か問題があっても、面倒な医師の診断は必要ありません。

コンドームは後片付けが本当に簡単。小さな袋のなかに、すべての精子を閉じ込めてくれるから、精液がシーツについたり、衣類についたり、女性がよちよち歩きでトイレに行ったとしても、女性の体から垂れたりすることもありません（ボーナスポイント！）。

コンドームは必要なときだけ使えばいいのです。男性がコンドームを使うのは、パートナーの体内に挿入するときだけ。それも直前に着けるだけ。その日にセックスしないのであればコンドームは必要ありません。その日にセックスするかもしれないと思ったけど、やっぱりしなかったのであれば、コンドームは必要ありません。パートナーとの距離が離れていて、セックスが不可能なのであれば、コンドームは必要ありません。

そして最後に、コンドームには抜群の効果があります。正しく着用したら98％の確率で妊娠を防ぐことができます。それだけではありません。コンドームには、もうひとつスーパーパワーがあります。性感染症（ＳＴＩｓ）を予防してくれるのです。女性の避妊具には性感染症を防ぐスーパーパワーは備わっていません。

コンドームにないものは、長々と列挙される副作用です。気分の落ち込み、血栓、肝機能不全、体重の増加、ニキビ、脳卒中など、経口避妊薬の副作用のリストに書かれた副作用は一切ありません。

高確率で避妊できて、安全で、安くて簡単に手に入る？　そのうえ、ストックもできるの？　セックス中に短時間だけ使う、副作用ゼロの避妊法？　コンドームは五つ星では？

それでもコンドームが嫌い？　じゃあ、精管結紮術（パイプカット）という選択肢もありです。安全で、効果が高く、高い確率で元に戻すこともできます。精管結紮術は局所麻酔により短時間内で行われる外来処置で、診察室内で処置できるから入院の必要もありません。

精管結紮術からの復帰は簡単で、ほとんどの男性が2日から3日で職場復帰できますし、3日から7日後には運動を再開しています。回復期は、冷凍のグリーンピースの袋と一緒にテレビの前に座る程度のものです（苦痛や痛みを軽視したいわけではないのですが、もし手術に迷っているのであれば、全米で、そして世界中で何百万人もの女性が使用している避妊方法に、耐えがたい副作用があることを思い出してください。そしてもちろん、女性の避妊にも痛みが伴います）。

繰り返しになりますが、精管結紮術はとても安全で、多くのケースで保険が適用され❻、最も信頼できる男性の避妊の選択肢であり、99・99％の効果を期待できるのです。良い情報はもっとあります。性的な機能と喜びには、手術後も一切影響はないと医師が断言しているのです。手術後でも勃起と射精はできますし、手術前となにも変わりはないのです。

ただし覚えておいてほしいことがあります。手術後であっても、わずかに精子は体内に残っており、射精することによって放出される可能性があります。12週間後、あるいは20回射精したあと、精液のサンプルを医師に検査してもらい、精子が残っていないことを確認してください。それまでは、予備の避妊具を使用してください。引き出しのなかのいつものコンドームで十分です。

すでに説明したように、精管結紮術は復元可能です。3年以内に行われた精管結紮術に対する精管復元術の成功率は75％前後であり、精管結紮術から時間が経過すればするほど

❻ 日本では、精管結紮術も卵管結紮術と同様、健康保険の適用とはならない。

確率は低くなると言われてきました。しかし幸運なことに、状況は変化しつつあります。スタンフォード大学メディカルセンターは、手術に使用された技術によっては、精管復元術の成功率は95%となり、精管結紮術後から精管復元術までの期間は成功率に影響しないと報告しています。アリゾナ州精管復元術インターナショナル・センターは「我々の専門家は99・5%という非常に高い復元率を誇る」と公言しています。精管復元術は明らかに進歩していると言えるでしょう。

このように復元術の成功率が上昇しているとはいえ、医師は復元を希望している場合の精管結紮術には注意を促しています。復元術に慣れた医師を探すことができない場合もあるし、復元術の費用が高額であることもあります。しかし、成功率が上昇し続けることで、状況が変わることに期待できるのではないでしょうか。

精管結紮術と精管復元術の技術がさらに向上すると、男性は性行為にアクティブになるとわかった時点で精管結紮術を受け、パートナーが妊娠を望んだとき、確実に復元できるようになります。このようなことはすでに行われています。もう子どもはいらないと考えた男性が精管結紮術を受けたものの、新しいパートナーとのあいだに子どもを作りたくなり、復元術を受けるのが珍しいというだけです。

男性にとって精管結紮術と精管復元術が、一般的で信頼できる避妊方法の選択肢となるよう目指すのは、価値のあることです。もちろん、復元術の成功に不安がある場合は、精管結紮術前に精子バンクに精子を預けることもできます。

男性の避妊方法の選択肢はすべて効果が高いうえ、とても簡単で、安全で、より入手しやすく、便利で、女性の避妊方法より手頃な価格で手に入れることができます。だからこそ、男性がセックスの度にコンドームを使うことが期待されているのです。もし男性がそれでもコンドームを嫌うのであれば、精管結紮術を受けてもらうことが絶対的な条件となるべきです。

注釈1　男性には生まれたときから備わっている避妊方法があります。膣外射精です。避妊に膣外射精（射精前にペニスを抜くこと）を推奨するだなんて、全く無責任だと叱られてしまうかもしれませんし、私にもそれは理解できます。そうであっても、なにもやらないよりは効果があると考えて推奨しています。非営利組織全米家族計画連盟のウェブサイトに掲載されている膣外射精の項目にはこう記されています。

膣外射精を完璧に行った100名のうち、妊娠に至るのは4名です。しかし膣外射精を完璧に行うのは困難です。ですから実際には、年間で100名のうち22名は妊娠をしています。5人に1人の確率です。

つまり、男性が完璧に膣外射精することができれば、避妊率は96%ということになります。それはピルの避妊率（99%）、コンドームの避妊率（98%）、あるいは精管結紮術（99・9%）には及びませんが、なかなかの数字です。

しかしながら、全米家族計画連盟が確認している通り、膣外射精を完璧にすることは難しいので、このメソッドの成功率は実際のところ78%に留まります。それは96%の安心感には全く及ばないわけですが、なにもしないよりはずっと、ずっといいと言えます。

膣外射精の成功率が78％と知れば、責任感のある人間なら「膣外射精は効果がないから、俺には関係ない」と考えはしないでしょう。むしろ、

膣外射精のデメリットを学び、絶対に失敗を避けるべきだ。これはお遊びじゃない。誰かの人生をめちゃくちゃにしてはいけない。大人になるということは、できる限り努力をするということだ。それは膣外射精について正しく学ぶこと、コンドームを使用すること、精管結紮術を検討すること。そして、そもそも膣外射精をしないような人間になることだ。

と考えるはずです。

これって、男性に対して求めすぎでしょうか？　女性に対しては、完璧な避妊が求められています。毎日ピルを服用し、医師の診断を受け、処方箋を手に入れることを忘れないように求めているのです。なぜ男性に対しても、完璧な避妊を求めてはいけないのでしょうか？

注釈2　女性用コンドームは確かに存在します。しかし効果は低く、値段が高く、男性

用コンドームより入手しにくく、地域によっては処方箋が必要になります。使用中に音がするし、サイズはひとつだけです。このような理由から、避妊方法として一般的ではありません。男性用コンドームが、最も簡単で、安全で、安価な方法なのです。

注釈3　大事なことを言います。コンドームは正しく着用しないと効果を期待できません。ここで問題です。男性にコンドームを正しく使用することを期待するのはフェアでしょうか？　答えは、絶対的なイエスです。女性が複雑な避妊法を正しく理解し、避妊具を使用することを期待されているのであれば、同じことをずっと簡単な選択肢を持つ男性に期待してもいいはずです。

コンドームの正しい着脱の方法を学ぶために、男性には練習が必要です。自分に合うサイズ感や素材の好き嫌いを知るには練習が必須なのです。

潤滑ジェルの使い方（例えば、コンドームの内部に数滴の潤滑ジェルを垂らす）を学ぶためにも練習が必要です。コンドームの使い方が上手な人たちによると、サイズ、素材、そして潤滑ジェルの使い方の問題をクリアにすることで、コンドームありのセックスと、なしのセックスでの違いは、ほとんどわからなくなったそうです。

繰り返しますが、女性が避妊具の正しい使用を期待されているのなら、同じことが男性に期待されてもおかしくはないのです。

7

男性はコンドームが嫌いだというのは、思い込みにすぎない

コンドームは、シンプルで簡単で便利なのに、男性がセックスをする度に使わないのはなぜでしょうか？　この質問を聴衆に投げかけると、答えは迅速かつ、一貫しています。男性はコンドームが大嫌いだから。

アメリカ文化には大前提として、男性はコンドームなしのセックスを好むというイメージが蔓延しています。これに異論を唱える人はいないでしょう。なぜそのようなことになるのでしょうか？　なぜなら、私たちは（本のなかで、映画のなかで、ミームのなかで）コンドームなしのセックスのほうが、ありのセックスより気持ちがいいと教えられ続けているからです（この「気持ちがいい」というのは、男性にとっての話です。パートナーにとってどうかという点については、議論になることは滅多にありません）。

コンドームなしのセックスのほうが快感を得られると男性が考えているのだとしたら、女性のほうが「なにがなんでもコンドームを着用して！」と主張する場合か、または男性が彼女を説得できない場合のみ、男性はコンドームを着用することになります。それは想像に難くありません。男性がコンドームなしでセックスを求めることが多いと証言する女性のツイートやＴｉｋＴｏｋの動画を数ヶ月に一度は目にします。こういった投稿には、何万ものライクやハートやコメントがつきます。なぜでしょうか。多くの人がその意見に心を寄せているからです。

２０２２年６月25日、@studiolemaineと名乗るデザイナーが「男性は私たちに避妊なしのセックスを強要しているのに、『そんなことはない』なんて文章を読むのはとても辛い気持ちになるよね。だっていつもそうじゃない。彼氏、パートナー、それからＤＶ男。みんなそう。いつだって男は私たちに避妊なしのセックスを強要してるくせに」と書きました。

コンドームの使用をどうにかして回避する男性のステレオタイプは、私たちの文化に根付いています（ステレオタイプの裏側にある「理由」は、たいがいは無邪気なものですが、腹立たしいときもあります。女性にコンドームなしのセックスを認めさせることを「征服」と感じるという男性もいますし、反対に、コンドームなしのセックスを認めさせられないときは、自分を男らしくないと感じる男性もいます）。

しかし、コンドームにまつわる神話が間違いであった場合はどうでしょうか？　私にはペニスがありませんし、コンドームを着用したことは一度もありませんので、本書の執筆中に話を聞いた男性の言葉を借りたいと思います。

「コンドームありのセックスが楽しくない」という考えがあるのは確かだけれど、それはコンドームには練習が必要だからじゃないかな。コンドームの使い方を練習した男、様々なタイプのコンドームを試した男、潤滑ジェルを使用したことがある男はきっと、コンドームを着けたとしてもセックスの喜びが大幅に減ることはないって知ってますよ。

これは男性一人の意見ではありますが、インターネット上でこのトピックについて話し合った際、様々なバリエーションで多くの男性から意見を聞いた経験があります。それでは、コンドームを着用することで性的な喜びが減るという社会通念は——男女問わず多くの人々を傷つける可能性があるこの通念は——間違いなのでしょうか。問題はコンドームではなくて、私たちがコンドームについて語る方法なのではないでしょうか。もっと正確に言えば、コンドームについて語らないことなのではないでしょうか。コンドームなしのセックスを「征服」だと考えている男性は、自分の知り合いの男性とコンドームの利点について話し合うことはないでしょう。

コンドームについて否定的な考えを持っておらず、コンドームの使用は男らしくないと考えていない男性であっても、それはプライベートな話題だからという理由で、コンドームに関する知識と経験を他者と共有しない可能性もあります。男性が完璧なコンドーム、あるいは完璧な潤滑ジェルの使用法に出会ったとします。彼はきっと、その秘密を自分だけのものとするでしょう。これは残念なことです。だって、友人や親友とコンドームについて話し合いをすると、コンドームの使用率が上がるという研究結果が出ているからです。コンドームの使用についてなんら問題のない男性であっても、付き合いのある男性がそれを知らない可能性は大いにあります。だから、男性はコンドームを使うのが大嫌いという思い込みが、なかなか解消されないのです。

男らしさの喪失という神話は、精管結紮術の話題にも付いて回ります。多くの男性が、精管結紮術を受けると勃起や射精に影響が出るのではないかと心配するのです。精管結紮術後に「パフォーマンスが下がる」ことで、男らしさがなくなるのではと考えるのです。

これが原因で、アメリカでは性的に活発な男性の9％しか精管結紮術を受けることはありません（しかし、性的に活発な女性の27％が卵管結紮術を受けています）。

繰り返しになりますが、プライバシーの問題や精管結紮術に対するスティグマのせいで、男性は他の男性にその経験や利点を語ることはありません。しかし、利点は確実にあります。精管結紮術によるコスト削減、時間の削減は、年を経るごとに明らかになります。しかし、最も大きな利点は心理的なものです。**精管結紮術のあとに性生活が豊かになったと証言するカップルが多く存在するのです。**それはなぜでしょうか？ **望まない妊娠に対するストレスがなくなるからです。**跡形もなく消えるのです！ 手術はあっという間で、簡単で、痛みもほぼ感じられなかったと証言する男性が多くいます。そして術後の回復も、簡単でシンプルだそうです。

8

精管結紮術は、卵管結紮術に比べて、リスクが低い

卵管結紮術は、卵管を縛る処置です。女性の卵管を縛ったり、切除したり、締めたり、バンドで留めたり、電流で焼灼したり、塞いだりする手術で、男性の精管結紮術と比較されることが多々あります。これは理解できます。どちらも永久的な避妊方法と考えられていますから。しかし実際のところ、精管結紮術のほうがより簡単で、リスクも低いのです。

卵管結紮術は、通常30分程度で終わる小手術で、腹部を1回、または2回、切開します。全身麻酔か脊椎麻酔（意識があるままの局所麻酔）が必要で、病院、または外来外科手術が可能なクリニックで行われます。手術当日に帰宅できる患者がほとんどですが、術後数時間は病院で、またはクリニックで待機するよう指示されます。車を運転して家に戻ったりしないように、また、3週間程度、重い荷物を持ちあげたりしないように注意が与えられます。

一方、精管結紮術は外来で行われる処置で、局所麻酔を使い、通常15分程度で終わりますし、処置の直後に患者は自分で運転をして帰宅することができます。

精管結紮術より卵管結紮術のほうが大がかりで、リスクが高く、複雑な処置であると医師や医療従事者は認めています。

ＷｅｂＭＤは、「信頼できる関係を築いているのならば、精液に精子が入り込まないようにするこの処置を、夫、またはパートナーが検討してくれる可能性はあります。卵管結紮術よりも安全ですし、意識がある状態での処置もできるのです」と記しています。

スパームチェック社の精管切除研究センターは、「長所と短所を考慮した場合、精管結紮術が支持されるでしょう。その事実にもかかわらず、卵管結紮術のほうが選ばれているのが現状です。避妊手術は、女性に責任があると考えられているのが原因だからかもしれません。しかし、多くの女性が疑問を呈しています。一部の男性も同意しているように、女性の体は出産によって、すでに多くの外傷を乗り越えているのです。避妊に関しては、男性もチームのために貢献してはどうでしょう」と提案しています。

ユタ大学医療センターのアレクサンダー・パストゥシャク博士は、

卵管結紮術では、女性の腹部に文字通り穴を開けます。手術の定義からすれば簡単な手術と言えるでしょうが、それでも精管結紮術に比べればずっと大がかりな手術です。卵管結紮術が精管結紮術より選ばれる、または選ばれなければならない理由はありません。

と発言しています。

Twitterで、とある医師がこう書きました。

私は麻酔を専門としていますので、卵管結紮術を何百回となく目撃しています。夫たちはなにをやっているんだ？って、考えることが多いです。帝王切開と同時に行う以外、卵管結紮術なんてめったにやらなくていいはずなんです。精管結紮術は費用も安く、痛みも少なく、安全で、効果も高い処置です。なぜ女性が負担を強いられなければならないのでしょうか？　それに、精管結紮術の死亡例は報告されていません。しかし、多くの女性が卵管結紮術の麻酔や合併症で命を落としているのです。

精管結紮術よりリスクが高いというだけではありません。卵管結紮術は、35歳以下、または子どものいない女性が処置を求める場合、通常、拒否されます。それは、ここまで述べてきたように、卵管結紮術は女性の体への負担が大きいから、ではありません。女性は自分自身の体に対して決定する能力がないと信じる家父長的医療制度があるからです。法的な根拠もないのに、卵管結紮術を求める女性に対して、手術前に医師が夫のサインを求めることも珍しくないのが現実です。

他にも……

●卵管結紮術も精管結紮術も、元の状態に戻すことができますが、精管復元術のほうが成功率は高いです。

●精管結紮術の復元術は侵襲性の低い処置ですが、卵管結紮術の復元術は大手術だと言われています。

●卵管結紮術後に妊娠した場合、子宮外妊娠の可能性が高くなります（重要！　子宮外妊娠は早急な医療措置を必要とします）。

●卵管結紮術の術後後遺症は、腸の穿孔《せんこう》、腸の損傷、感染、長引く骨盤や腹部の痛みです。精管結紮術の後遺症は卵管結紮術に比べて深刻ではなく、腫れ、内出血、そして痛みです。

●卵管結紮術後、エストロゲンやプロゲステロンといったホルモン値が急激に低下する女性がいます。これは卵管結紮後症候群（PTLS：post-tubal ligation syndrome）と呼ばれていて、更年期障害に似た症状を呈します。ホットフラッシュ、寝汗、不眠、性欲の低下、生理不順です（卵管結紮後症候群は医師のあいだで議論となっていますが、医療現場において、女性の訴えがいかに信用されないかを思い出しましょう）。

●精管結紮術の費用は卵管結紮術に比べて低く抑えられます。私が調査したところ、精管結紮術の費用は300ドルから1000ドル、卵管結紮術は1500ドルから6000ドルでした。

カップルが、男性の精管結紮術か女性の卵管結紮術か、いずれかを選択する場合、精管結紮術がより困難のない選択であることは明白でしょう。

9

女性に避妊を期待しすぎている

妊娠したくないのなら、妊娠しないために必要なことは女性がなんでもすべきという思い込みがはびこっています。結局、妊娠と向き合わなければならないのは、女性だから。

この思い込みは、避妊薬・避妊具市場のデータと一致しているように思えます。２０１９年、アメリカの避妊薬・避妊具の市場規模は約80億ドルだと見積もられていました。何十種類もの避妊具のなかで、約90%が女性用に作られていて、女性が購入し、女性が使用しています。そして男性用コンドームの30%を女性が購入していることも、この数に含まれています。

性的に活発な女性は、避妊薬やＩＵＤの使用を当然のことと期待されます。女性は男性にコンドームの使用を頼むべきと考えられており、必然的に、コンドームをストックしておくのも女性の仕事ということになります（コンドームを持っている女はふしだらで、コンドームを持っていない女は無責任だという、女性に酷なジレンマを作りだしていますね）。

避妊は男性にとっても女性にとっても有益なことなのに、それに発生するコストを女性が負担していることに、社会は気づきもしないのです。実際に、避妊に必要な医療費、交通費、薬の処方にかかる費用の半分を彼氏に請求している女性に会ったことがありません。

誤解のないように書くと、彼女に対してコンドームの購入費用を半分負担してもらおうと期待する男性はいないかもしれませんが、コンドームと女性による避妊の負担の差は（金額、時間、利便性、事前の計画など）、明らかに大きいのです。少額なものから多額なものまで様々です。そしてすでに指摘していますが、コンドームの30％以上を購入しているのは女性です。

こういったことに対して、女性が腹を立てていると考える男性がいるかもしれません。

しかし、多くのケースで女性は腹を立てていません。女性は男性と同じ文化のなかで育てられてきました。男性の喜びや利便性が最優先だと教えられてきました。自分たちの痛みをないがしろにすることを教えられてきました。そしてその教えは消え去ることがないのです。私たちは、同じ教えを別の人たちにも伝えてきてしまいました。

男性による避妊のほうがはるかに多くの利点があるというのに、避妊の負担を女性に押しつけてきました。生涯にわたって24時間生殖能力を持っている人にではなく、1ヶ月に24時間だけ妊娠可能な人にそれを強いてきたのです。

10

男性が楽をできるなら、女性が苦しむのはしかたない？

２０１６年、世界保健機構は男性の避妊手段として、精子の数を減少させるホルモン注射の臨床試験を行いました。結果は大変良好で、妊娠予防効果は96％というものでした。しかしこのようなポジティブな結果が出たにもかかわらず、臨床試験は中止されました。この薬の副作用が参加者の安全を脅かすと委員会が判断したからです。最も一般的な副作用はニキビと体重増加で、それは女性用避妊薬の副作用でもあります。男性用避妊薬の最も深刻な副作用は、一人の参加者の気分が落ち込み、もう一人の参加者が希死念慮を抱いたというものでした。もちろん深刻な副作用です。しかし、女性用避妊薬の副作用だって同じように深刻なのです。それでも多くの女性は、このような薬を処方され、毎日服用しています。

この話は、私たち社会の暗黙の行動原則を完璧に捉えています。**つまり、男性にとって楽になるのなら、女性が苦しむのは構わないのです。**

もうひとつ、医学的な例を示しましょう。「夫の縫い目」です。会《え》陰《いん》切開や出産による会陰裂傷を縫う際に、余分な縫い目を施す医師がいるのです。理由は、これをすることによりヴァギナが締まり、男性である性的パートナーに喜びを与えられるからというものです。残念なことに、この余分な縫い目は、セックスの際に女性に耐えがたい痛みをもたらすことがあります。

出産した時とは別の産婦人科での診察、産後検診、または次の妊娠に至るまで、夫の縫い目に気づかない女性もいます。子宮頸がん検査で、分娩後の処置が過剰であると確認する医師もいます。

女性用避妊薬の副作用のリスト	男性用避妊薬の治験で起きた副作用のリスト
ニキビ、頭痛、気分の落ち込み、倦怠感、体重増加、うつ、出血と不正出血、むくみ、めまい、体液鬱滞、食欲の増加、不眠、皮膚のくすみ（顔のしみ）、むかつき、胸の痛みと感覚過敏、吐き気、血栓、胆嚢疾患、心臓発作、高血圧、肝がん、脳卒中	ニキビ、頭痛、気分の落ち込み、倦怠感、体重増加、うつ、軽度勃起不全、性欲の低下

男性のなかには、「夫の縫い目」が施されたことを知らない人もいます。なぜなら、医師が勝手にやっているからです。「縫い目」のことを知っている男性もいますが、嫌いだそうです。なぜなら、男性に痛みを与え、女性にも痛みを与えてしまうからです。

つまり、実際のところ「夫の縫い目」にヴァギナを締める効果はないのです。

そして、IUDの挿入はどうでしょう。男性と女性の痛みについての議論には、精管結紮術とIUDの挿入が引用されることが多いです。精管結紮術はＩＵＤの挿入と同じ程度に侵襲性があり、痛みを伴うそうです。ＩＵＤの挿入時にあまり痛みを感じなかったという女性の話を聞いたことがありますし、あまりの痛みに気を失いそうになったという話も聞いたことがあります。そして、精管結紮術直後に野球の試合を観戦しにいったという男性も知っています（精管結紮術で酷い痛みを感じたという男性には会ったことはありませんが、きっとそう感じた人もいることは想像できます）。

根拠のある経験と観察だと思います。どなたの意見も信じていますし、尊重しています。でも聞いてください。精管結紮術は常に局所麻酔で行われているというのに、ＩＵＤの挿入に痛み止めが使用されることはほとんどないのです。もう一度言わせてください。この二種類の処置は――ひとつは女性のため、そしてもうひとつは男性のため――どちらも侵襲性があり、体のとても敏感な部分に関係しています。男性にとって痛みを伴う処置だとわかっているから、常に鎮痛が行われます。女性に対しては、痛みを伴うことがわかっていますが、女性はただそれに耐えることが当たり前であり、ほとんどの場合、痛みを軽減するための処置がされることはありません。

全身麻酔の投与が（これ自体がとても重大な処置ですが）、ＩＵＤの挿入の痛みを取り除く唯一の方法だと提示されていることは興味深いことだと思います。服薬なしのＩＵＤ挿入の痛みのリスクを取るか、全身麻酔のリスクを取るか、女性に選択させるべきでしょうか？　それとも医療関係者が女性の代わりに選択し続け、一切鎮痛剤を与えず、「チクッとするだけですよ」と言っているのでしょうか？

ライターのケイシー・ジョンストンが「もし男性がＩＵＤを挿入するとしたら、硬膜外麻酔が使われ、入院することになるだろう」という、素晴らしい記事を書いています。そこから引用します。

ＩＵＤ挿入後に私が感じた深刻な痛みが異常かどうか判断しようとした際、驚くほど多くの人たちが、リングの挿入にはそれまでの人生で最も酷い痛みが伴ったと証言していることがわかりました。最悪のケースでは、めまいがするほど痛みが強く、数分間継続したそうです。そして75％の人が数時間続く痛みを感じたそうです。装置が途中で詰まってしまい、医師が2回目に挑戦することになるなどの問題が発生しなければ、数分で終わるかもしれません。痛みがどんなものかを説明するならば、例えば注射の痛みが3だとすれば、IUDの挿入の痛みは10で、3波になってやってきます。IUDの挿入前、挿入中、そして挿入後に鎮痛剤を与えられる女性はほとんどいません。多少の麻酔ジェルとか市販の鎮痛剤とかと同程度の薬が挿入後に与えられる程度です。

鎮痛剤が投与されないのは、非人道的であると同時に、日常的なことです。

もうひとつ、例を挙げましょう。1990年代初頭、クエン酸シルデナフィルと呼ばれる薬が研究者たちによって研究されていました。心臓病の予防や治療のために開発を目指していました。研究が進む過程で、別の症状に劇的に効果を発揮することがわかってきました。「ペニスの冬」、一般的には勃起不全として知られる症状です。研究に財政的支援を行っていた意志決定者たちは、勃起不全に焦点を絞り研究を続けることを決めました。そして、薬は市場に出回りました。バイアグラです。

同じ薬であるクエン酸シルデナフィルのその後の試験では、女性の深刻な生理痛に対しても、継続的な鎮痛作用があると明らかになりました。

同じチームの意志決定者は、ちなみに全員男性でしたが、生理痛の痛み緩和のための研究を行うことに反対しました。なぜかって？　**生理痛は全国民の健康に対して優先事項ではないと判断したからです。**

全国民の健康に対する優先事項ではない？　女性の80％が月経痛や生理痛を経験しているのです。地球の人口の少なくとも半分程度が月経を経験しているということは、生理痛を抱えなければならない人が約31億人いることになります。私からすれば、研究継続を正当化するために十分な数字だと思えます。

想像してみてください。あなたが薬の治験審査委員会のメンバーで、選択を迫られた立場だったとします。年配の男性の勃起を選ぶのか、それとも女性の深刻な生理痛を緩和する道を選ぶのか。あなたは勃起を選びました。なぜ両方選ばないわけ？　わかりますよ。わかってますって。たぶん、お金なんですよね。それがわかっていても、私には理解できません。1998年から、世界各地で6400万人の男性にバイアグラが処方されました。それってすごい数ですよね。でも、**生理痛の潜在市場って31億人ですよ。**

この医学史の小話は、私が前に示した暗黙の行動原則を証明しています。男性の喜びを最大限にするか、女性の痛みを最小限にするかという選択肢があったとき、社会は予想される通り、男性を選ぶのです。

避妊に関して言えば——実際は避妊だけではなくて、人生のすべての局面においてですが——社会は女性の苦しみを防いだり、緩和したりするより、男性の利便性や精神的な安定、そして喜びを優先するのです。

注釈1　痛みに慣れてしまっている女性がどれだけいるか、どう説明したらいいのでしょう。女性の痛みって、正常化されてしまっているのです。子どもを産んだばかりですって？　それじゃあイブプロフェンを飲みなさいよ。ＩＵＤを入れたって？　麻酔が効くまで時間がかかるし、チクッとするだけだから深呼吸してやり過ごしましょうよ。侵襲的な婦人科の処置に対して、一切、痛みのコントロールが検討されないなんて、女性憎悪だし、おかしなことです。

11

セックスの最優先事項と目的は男性の喜びだ、と社会が教えている

アメリカの一般的な性教育の授業では、女性の生殖器――卵巣、卵管など――について学びますが、快感に関係するクリトリスについて学ぶことはありません（どのように機能するか、どのように刺激されるのか、女性のオーガズムとの関係など）。クリトリスについて言及することもありません。一方、快感に関係するペニスに対してはそうではありません。

性教育の授業が男性の快感だけに焦点を当てていると言っているのではありません。私はただ、性教育ではペニスについての言及は確実にあると指摘しているだけです。勃起については説明されています。射精についても同じです。セックスの最中に男性が経験する快感は――性的興奮とオーガズム――セックスの基本メカニズムの一部として提示されるのみです。

性的行為のなかで、男性が喜びを経験することは当然のことと受け止められています。同じ行為で女性も喜びを感じるのでしょうか？　誰がそれを知っているというのでしょう？　話題にもなりません。なぜなら女性のオーガズムは、性の基礎知識のなかでは重要な部分とされていないからです。

でもこうしたことは、性教育の授業のなかだけの話ではありません。社会がセックスについて論じるとき、多くが男性視点からの話なのです。事実、「性交持続時間」の研究の多くは、男性がヴァギナ内で射精に至る時間を基準に行われています。

ステレオタイプの性行為の描写によれば、男性が射精するまでセックスは終了せず、男性が射精に至ればセックスは終わります。社会は男性の経験に注目しますが、女性の経験に対してはそうしません。

男性がオーガズムを感じ、ヴァギナに射精をすると、ほとんどの人はそれがセックスだと考えるでしょう。同じ性行為のなかで女性がオーガズムに至らない場合はどうです? それでもセックスでしょうか? はい、それでもセックスです。多くの人が、それでもセックスだと考えます。セックスを定義する唯一の方法ではありませんが、しかしそれが一般的でしょう。

セックス中の男性の経験にしか注目しないことが、一部の男性のコンドーム着用への抵抗感の理由ではと推測しています。私が想像する思考パターンはこうです。もしセックスが男性の経験中心のものであるのなら、男性は自分の喜びを優先して、コンドームの着用を提案することはない。一切、コンドームの話題には乗らない（そしてセックスをする相手の女性も話題にしないことを願っている）。彼のなかで、これは完全に正当化できます。なぜなら繰り返しになりますが、社会が、彼に（そして私たちに）、セックスは男性のための経験であって、目的は男性の快感であると教えているからです。

でも、快感という意味ではどうなんですか？　コンドームありのセックスと、コンドームなしのセックスでは快感の度合いが違うのでしょうか？　0が普通の状態で、10が最高に快感だとしましょう。とても気持ちがよいマッサージが5のあたりだとして、コンドームなしのセックスが10だとします。この基準では、コンドームありのセックスはどのあたりになるでしょうか？　7ぐらい？　それとも8？　ということは、コンドームありのセックスが快感でないというわけではなく、快感度が下がるということなのです。10のところが8になるということです。

さて、ここで本当に居心地の悪い結論を導き出そうと思います。コンドームなしのセックスを男性が求めるとき、彼は女性の体を、健康を、社会的地位を、仕事を、経済的地位を、二人の関係を、そして女性の命さえ危険に晒しているのです……たった数分の、よりわずかに気持ちいいことのために。書いていて恐ろしくなってきました。考えるだけで胃が痛くなります。男性は、ほんのわずかに気持ちいいことのために、本当に女性の人生を危険に晒すのでしょうか？

ええ。晒します。そんなことは毎日起きています。道端に咲くタンポポぐらい、ありとあらゆる場所にある話です。男性が極端に配慮に欠けるとも言えますが、私はこれについては、

①女性にとって、それが実際にどういう意味なのかを理解していない、あるいは尊重していない。

②この無関心を強化してしまう文化がある。

③重大な結果に繋がることを軽視してでも、喜びを最大限にしてしまう人間の性《さが》がある。

が原因ではないかと考えます。

しかし、女性の生命がかかっているのですから、男性が無防備なセックスから引き起こされる結果を理解し、女性の生命に対する無関心を良しとしない文化を広げていくのに、

それほど説得力が必要だとは思えません。快感を犠牲にしない方法で、男性に責任ある行動を取ってもらうことはできるでしょうか？

さて、この例えはいかがでしょう。人生における、セックス以外の最高の楽しみとはなんでしょうか。例えば、食はどうでしょう。大好物の一皿、デザート、または飲み物を想像してください。その大好物にあなたが溺れる度に、親しい誰かに重大な身体的、心理的痛みを与えるリスクがあるとしたらどうしますか？　確実にそうなるわけではありませんが、現実的なリスクがあるとします。残念な気持ちになるでしょうが、二度とその好物は口にしないですよね？　リスクを冒す価値がないですから。

それでは、その大好物を食べる前に、誰かに痛みを与えるリスクを最大限に減らすことができる、シンプルな作業があるとします。でも、そのシンプルな作業はその好物を口にする喜びを少しだけ減らすとします。誤解のないように書きますが、減らされた状態でも、十分に喜びは感じられるのです。ピザを食べるときに、手を使って食べたいのにナイフとフォークを使わなければならない程度のことなのです。

大好物を口にする度に、親しい人に痛みを与えるリスク、もしかしたら死に至らしめるリスクを減らすため、このシンプルな妥協案を受け入れてくれますか？

もちろん、受け入れてくれますよね。

受け入れてくれますよね？

注釈1　身体的快感の基準を1から10として議論したとき、とある男性が教えてくれました。「コンドームありのセックスの快感度だけど、実際には9・75、9・8、9・9ぐらいの話だと思うよ。僕は男だからわかるし、違いなんてほとんどわからないよ。違いがあるなんて男が言うのは不誠実だね」ということでした。

注釈2　男性の快感に焦点を当てるのとは対照的に、セックスを語るとき、そこに女性の快感を考慮することは多くありません。文化的にも（悲しいことに、特に男性によって）女性の快楽は無視されるか、軽視されてしまいますが、女性もセックス中に快感を得ることができるのです。マスターベーションでは95％の女性がオーガズムに至ります。初めての女性同士の性行為では、64％の女性がオーガズムに至るのです。しかし、男性との初めての性行為でオーガズムに至るのは、わずか7％です。ということは、社会がセックス中の女性の快感を無視する際に問題となるのは、女性のオーガズムを感じる能力ではないとわかります。問題なのは、異性間性交渉についての社会の思い込み、なにより男性の快感にだけ焦点を当てている点なのです。

12

女性は快楽なしで妊娠できる

男性にとって、オーガズムと射精は快感を伴う経験だと知られています。実際には、この二つは別の機能がありますが（オーガズムを伴わない射精と、射精を伴わないオーガズムが存在します）、この二つは同時に起きることがほとんどですから、同じこととして扱ってしまいます。二つを意味の区別なく使います。男性がオーガズムを感じたと言っても、射精をしたと言っても、同じ意味として捉えます。

男性のオーガズム／射精は、体の中から精子を動かし、自分の体以外の場所に移動させることであり、オーガズム／射精が快感を伴う経験であることもあって、女性を妊娠させるのは楽しい経験だという議論に結びつけるのは簡単です。男性にとっては。

対照的に、女性が快楽なしで妊娠する可能性が大いにあるというのは、周知の事実です。セックスをしている男性と女性のケースで、女性が一切喜びを感じていないことがあります。オーガズムに達していないのに、それでも男性によって妊娠させられることがあります。合意に基づくセックスであっても、完全に受け身のときさえあります。そこにただ横たわり、積極的でもなく、喜びも感じず、参加していない状態です。それでも、男性は女性を妊娠させることができます。女性が非常に強い痛みを感じているときでさえ、男性が女性を妊娠させることは可能なのです。

女性のオーガズムやセックス中に快感を得ることは妊娠とは一切関係がありません。研究者の知見によると、女性のオーガズムは快楽のためだけに存在します。女性のオーガズムが精子を卵子に送り届けると言う人もいます。確かにそういう説もあるでしょうが、不確かですし、その説は覆されています。受精するには、男性がオーガズムを感じるのと同時に、あるいはその直後に、女性がオーガズムを感じなければならないという意味になりますが、数々の研究と事例証拠の両面から、それは一般的ではないことがわかっています。卵子は女性のオーガズムなしで簡単に受精することが、科学的にも確実に立証されていま す。ですから、女性のオーガズムが生殖にとって重要だとする説は成り立ちません。

女性が快感を得ることとオーガズムを感じることは、決して妊娠の理由にはなりません。もちろん「女性を性的に奔放だと決めつける行為（スラット・シェイミング）」に夢中になっている人や、女性の性欲や「ふしだらな」行動が望まない妊娠を引き起こすと考えている人々には決して従いません。この意見には真っ向から立ち向かいましょう。

女性が快感を得ることと、オーガズムを感じることは、決して妊娠の理由にはならないと明記した意味は、**女性が世界でトップクラスにふしだらなビッチであっても、問題はないということです。**複数のパートナーと挿入を含むセックスをして、一日中、夜通しオーガズムを感じていたとしても、男性が女性の体内に無責任な射精をしない限り、決して望まない妊娠は起きません。

なぜ望まない妊娠の話をするのでしょうか？　なぜなら、妊娠中絶の99%が望まない妊娠による結果だからです。**女性がセックスを楽しむことが、望まない妊娠の理由と妊娠中絶の理由にはならない、と明確に理解する必要があります。**なにが望まない妊娠と妊娠中絶の原因になるのでしょうか？　**男性が**セックスを楽しんで、無責任な射精をすることがその原因です。

注釈1　尿道球腺液、別名カウパー腺液にも精子が存在するため、快感やオーガズムなしでも男性は女性を妊娠させることができる、と言う人もいるでしょう。カウパー腺液はセックス中、射精／オーガズム前にペニスから排出される体液のことで、精子が混ざっていることがあるのです。

尿道球腺液、別名カウパー腺液にはどれぐらいの数の精子が存在するのでしょうか？　それは研究者にもわかっていないのです。2016年の調査によると、研究対象となった男性の17％のカウパー腺液に精子が確認されたそうです。しかし2021年の調査では結論に至りませんでした。非営利組織プランド・ペアレントフッドによると、完璧に行った膣外射精は、96％の確率で避妊できるということです。完璧に膣外射精するか、完璧ではない状態で膣外射精するかによって、カウパー腺液内の精子の量に差は出ないことから、その96％という数字は、カウパー腺液に精子が存在することは一般的ではなく、一般的だったとしても、カウパー腺液内の精子は受精に関して特に効力を発揮しないことを示唆するのです。

それでは、そもそもカウパー腺液に精子が存在する理由はなんでしょう？　繰り返しになりますが、調査の結果は出ていません。しかし、射精の初期段階で精管に精子が漏れるという説が最も一般的です。カウパー腺液の精子のことが心配であれば、絶対にコンドームを使用しましょう（それに、コンドームは双方の性感染症の予防にもなりますから。セックスをする度に使うのは良いアイデアです）。カウパー腺液内の精子が望まない妊娠の主な要因に決まってるって？　それを裏付けるデータを見つけることができません。

射精直後の精子、あるいは射精前のカウパー腺液内に存在する精子であれ、精子は活発に動きまわります。それは男性が性的興奮を経験し、オーガズムを感じた、あるいは射精をしたからです。**男性が快感を得ずに女性を妊娠させることはできない**と結論づけることができます。

13

望まない妊娠は、すべて男性に責任がある

この本を読んでいるあなたが男性であれば、私がここまで説明した男性と女性の不均衡に驚いたことでしょう。とはいえ、それであなたは身構えたでしょうか。そうではなかったと思います。でもこの章はあなたを身構えさせるかもしれません。なぜなら、私が本章で議論したいのは、すべての望まない妊娠の原因は無責任な射精にあるということ。簡単に言えば、すべての望まない妊娠の原因は、すべて男性にあるということです。

確かに精子が受精するためには卵子が必要不可欠ですが、卵子と精子の役割は根本的に違います。どこで精子を放出するのか、いつ放出するのかを管理するのは男性であり、女性は卵子をコントロールすることは一切できないのです。

女性は卵子がいつ受精可能なのか、予測できないとすでに立証しましたが、それだけではありません。卵子を集結させ、体から放出するよう動かすこともできません。女性はセックスの最中に、卵子をどこかに隠して精子に暴露しないようにすることはできません。セックスの前に卵子を取り除き、セックスの最中にどこかに置き、そしてセックスが終わったあとに子宮に戻すことはできません。もちろん生殖器のなかで、卵子は異なる場所に移動しますが、女性はその移動をコントロールできませんし、その移動は女性の性的な行為とは連動しません。

女性がセックスをしたとしても、卵子を集結し、その場所を変えることはできません。オーガズムを得たとしても、卵子を集結し、その場所を変えることはできません。女性がオーガズムを得なかったとしても、それでも卵子を集結し、その場所を変えることはできません。

女性と卵子とは違い、男性は精子を集結させ、体から外に出るよう指令を与えることができます。それが射精なのです。精子に体から出るよう指示を出し、精子の行き先を決めるのは男性なのです。

同意の上でのセックスでは、男性は精子を放出するかどうかを決め、精子の行き先を選ぶことができます。精子をコンドームのなかに移動させることもあるでしょう。精管結紮術を受け、精子を体のなかに留め、精子のない精液を射精することもあるでしょう。パートナーのお腹の上に、手のなかに、ティッシュのなかに、靴下に、植物に、それとも床とか壁とか、そのような場所に精子を放出する人がいるかもしれませんね。それともヴァギナのなかに放出して、パートナーを望まない妊娠による深刻な合併症リスクに晒す人がいるかもしれません。

もしかしたら、こう考えているのではないでしょうか。**でも、同意の上のセックスなんだから、望まない妊娠の責任は二人にあるじゃないか！**

そうかなあ。同意の上のセックスとはいえ、最終決定権は男性にあります。例えばこんなふうに。

ステップ1　女性がセックスに同意する。
ステップ2　男性が責任ある射精をするかどうかを決定する。

女性がセックスに同意することが、ヴァギナのなかに射精することを男性に強制するわけではありません。仮に女性が「お願いだから、コンドームなしでセックスをして。私のなかで射精して欲しいから」と言ったとしても、その言葉が男性にコンドームなしで彼女の体内に射精することを強制するわけではありません。この場合でも男性は決めなければなりません。結局のところ、精子の行き先を決めることができるのは、男性だけなのです。

女性が男性に対して、コンドームを着用しなくてもいいと言ったとしても、それが男性にコンドームなしで女性とセックスすることを強制することはありません。男性には、それを拒否する権利があります。もし男性がコンドームなしのセックスを選択するのであれば、そのときは望まない妊娠のリスクを選択したことになります。

女性が男性になにを「許可」するにしても、女性が（法的に）男性に対して、女性の体内に射精するよう強制はできません。男性がそうするときは、100％、彼がやっていることです。それが真実だと理解できる理由は、仮に女性が男性に対してペニスをワッフル焼き器に入れるよう「許可」したとしても、男性はそうしないからです。もし誰かがあなたに無責任な行いをするよう言ったとして、あなたが無責任な行いを選択するのであれば、それはすべてあなたの責任なのです。

このことを理解するために、二人の友達がTikTok用のコンテンツを撮影すると考えてみましょう。二人は銃を持っています。友達1号が「撃ってくれ。それを動画にしよう」と言い、友達2号が「まさか」と答えます。すると友達1号が頼みこみます。「頼むよ、クールじゃないか。絶対にバズるから」。友達2号はそれでも拒否します。絶対にやりません。友達1号はプレッシャーを与え続けます。「おい、とにかくやってくれよ。なにか悪いことが起きたとしても、それは俺の責任だ。俺のアイデアなんだからさ」。友達2号は説得されてしまい、友達1号を撃つことにします。友達2号が引き金を引きました。友達1号を怪我させるだけだと思っていた友達2号でしたが、狙いがはずれ、致命傷を与えてしまいます。友達2号は殺人罪で刑務所に送られることになります。

明確にしておきましょう。友達1号（死んだほう）は愚かな人間だったのでしょうか？　彼の行動は無責任だったでしょうか？　はい。どちらの質問に対しても、答えはイエスです。そんなアイデアを出すべきではありませんでした。そんなものに参加すべきではありませんでした。でも友達1号は、実際に誰も殺してはいません。銃の前に立つことは愚かかもしれませんが、それは致死的な行動ではありません。

それでは友達2号はどうでしょう？　引き金を引くことを強制されていたでしょうか？　いいえ。彼は強制されてはいませんでした。それは最終的に彼が選択したことです。友達2号は同じく無責任な行動をしていたのでしょうか？　はい、そしてその無責任な行動が彼の命を奪ったのです。このシナリオに描かれたすべての無責任な行動が同じではありません。単に愚かな行動もあり、致命的な行動もあります。

女性がコンドームなしのセックスに同意することは無責任でしょうか？　あるいは、もし彼女がコンドームなしのセックスを提案したとしたら、それは無責任でしょうか？　はい、無責任です。女性がコンドームなしのセックスを提案するということは、無責任な行動です。そんなことはしないでほしかった。それでも、彼女が妊娠の原因になることはありません。どれだけセックスしたとしても、オーガズムで妊娠はできません。

そうです。彼女はどの男性に「イエス」と言うのか選択することができます。しかし、彼女の「イエス」は彼を肉体的にコンドームの装着が不可能な状態にはしませんし、コンドームの装着に「ノー」と言わせることもなければ、精管結紮術を受ける状態にもしません。もし男性が無防備なセックスを選び、精子を女性のヴァギナに入れるのなら、彼は無責任なだけではなく、オーガズムと精子を通して妊娠の原因になっているのです。繰り返しますが、このシナリオに描かれたすべての無責任な行いはすべて同じではありません。

彼女の行い――コンドームなしでセックスをし、オーガズムを得ること――は軽率です。

一方、彼の行い――コンドームなしでセックスをし、オーガズムを得ること――は軽率であるのみならず妊娠の原因になります。

きっとあなたはこれについて、もっと議論したいと考えているでしょう。それでは別のシナリオはいかがでしょうか。女性と男性がコンドームなしのセックスで同意しました（このシナリオにとってはうってつけなのですが、男性は多くのケースと同じでカウパー腺液内に精子を漏らしていません）。彼はペニスをヴァギナに挿入し、彼のベストを尽くして動き、短時間で彼女はオーガズムに達しましたが、彼はまだでした。彼女のオーガズムが済むとすぐに、彼女はセックスをやめ、「セックスしてくれてありがとね！」と言い、服を着て帰ってしまいます。二人はセックスをしましたし、卵子は子宮内にいたわけですし、彼女はオーガズムを感じましたが、女性は妊娠させられてはいませんし、男性は妊娠させることができません。女性は妊娠リスクのない無防備なセックスをすることに成功したのです。なぜなら男性パートナーが射精しなかったから。精子なしの無防備なセックスは妊娠に結びつくことはありません。

それって本物のセックスじゃないじゃん。そう考えていませんか。だって彼は射精しなかったから。でも、もちろんセックスですよ。逆のことが起きたとき、男性があっという間にオーガズムに達し、そしてセックスをやめたとしても、それでもセックスですよね（そしてこれはよくあることです）。もしペニスがヴァギナのなかに入るのならば、どちらかがオーガズムを感じようが感じまいが、それは挿入型のセックスです。

結局のところ、卵子を受精させ、妊娠させる精子を生み出しているのは男性です。男性は責任ある射精をすることで、中絶に繋がる望まない妊娠を簡単に予防することができるのです。

14

自分の体にも、男性の体にも、責任を持つのは女性である

この話題について話すときはいつも、こんな反応があります。「男性にコンドームを着用するよう頼むこと。彼がコンドームの着用を拒むのであれば、セックスを拒否すること。女性がするのはそれだけ」。すごく簡単なことみたいに言うよね！　問題解決です。でも、解決してませんから。

コンドームなしのセックスを女性が拒否できるのは本当です。世界中で、毎日、多くの女性がコンドームを着用することを主張していることもわかっています。でも同時に、私はこう言いたいのです。なぜ女性が男性にコンドームの着用をお願いしなくちゃいけないんですか？　**なぜ男性が自分自身でコンドームを用意して、リクエストなしで着用することが当たり前にならないんですか？**

もし女性が頼まなかったら――彼女がなにかに気を取られていて、頼むのを忘れたとしておきましょう――男性が責任を逃れられるってことですか？　彼女が持ち出さなければ、彼はコンドームを着用する必要がないのでしょうか？　自分の体液に責任を持たなくていいんですか？　もちろん、彼には責任があります。

性感染症に感染していることを知っている人物Aが、それを人物Bであるパートナーに感染させたのであれば、多くの州で、人物Aの行為は犯罪であり、起訴される可能性があります。それに加え、人物Bが民事訴訟を起こし、人物Aを訴えることもあるでしょう。自分の体液がパートナーを危険に晒す恐れがある場合、そうしない責任があるのはあなたなのです。

男性が女性の家で女性が（ピルのような）避妊をしている証拠を目撃し、避妊をしているかどうか彼女に尋ね、彼女がしていると答えた場合、男性も責任を果たしていると言えるでしょうか？　彼女の肯定的な返答が、コンドームを着用する義務から男性を解放するでしょうか？　もし解放するのであれば、その理由は？

たぶんあなたは、責任は五分五分だと考えているでしょうね。女性が男性にコンドームを着用してほしいと言えばいいだけじゃないかと。でも、ちょっと待ってくれますか。もし女性が男性にコンドームの着用をお願いする必要があるのだとすれば、その男性が無責任って話ですよね？　それがどうしたら五分五分なんです？　女性が男性に対してコンドームの着用を主張する必要があるということはつまり、女性に100％の責任を押しつけているのです。このシナリオのなかで、女性が主張したときのみコンドームを着用するという男性が、責任ある行動を取ることができますか？　いいえ、彼は責任ある行動を取ることができません。男性はコンドームを使用することができますし、精管結紮術を受けることができますし、無責任なセックスを辞退することもできます。もし彼がこのような行動を取れば、射精が妊娠の原因となることはありません。セックスパートナーに避妊を依存することは、自分の責任を拒否する、あるいは放棄することなのです。

もうひとつ例を挙げましょう。感染症にかかっている子どもと暮らしているとします。その感染症は血液に触れることで他の人を感染させてしまいます。幸いなことに、管理できる感染症ですので、子どもの生活の質には影響しません。しかしそうであっても、子どもには血液の扱いに十分注意するよう教えることは疑いようもありません。公園で切り傷を負ってしまったとしたら、他の人に感染させるリスクがあります。先生、友達に感染させてしまうかもしれないのです。親として、あなたは何度も子どもに説明を繰り返し、誰かに感染させることを防止するのに必要なすべてを教えるでしょう。血液に関して責任を持つよう子どもに言い聞かせるでしょう。年齢を重ね、自分の行動がもたらす結果について理解できるほど成長したら、なおさらです。

子どもが息子であれば、精子がセックスする相手の女性を「感染」させる可能性があります。親として、教養のひとつとして、どれだけ慎重に精子を扱うべきか強調する必要があります。妊娠・出産が女性の命を脅かすことは広く知られたことです。妊娠と出産は消えない傷を、将来的な健康問題を高い確率で引き起こすことがわかっています。それには不妊も含まれます。無計画な妊娠と出産が、将来の子どもの、そしてその子の両親の生活の質に重大な悪影響を及ぼす可能性もあるのです。

男性の精液は女性の体に大きなダメージを及ぼす可能性があります。驚くべきことですし、落胆もしますが、どういうわけか我々の社会の現在の行動様式では、妊娠を避ける責任を男性に対して期待していません。男性に、自分自身でコンドームを用意することさえ求めていないのです。

男性が望まない妊娠の原因となった場合でも、その理由を頻繁に聞かれるのは妊娠した女性になります。なぜ彼女は男性にコンドームを着用させなかったのか？　自宅にコンドームの用意をしていないの？　よくよく考えてみれば、女性にコンドームのストックを期待するのはおかしいことだとわかります。子どものいない家に新生児を連れて行き、なぜおむつの備蓄がないのか、おしりふきのストックがないのか、哺乳瓶がないのかと驚いているようなものです。

必要ないというのに、女性が頻繁にコンドームを準備しているということなのです。ベッドの脇に置いたテーブルにコンドームを常備している女性は、珍しくもなんともありません。いつもの箱を選んで、誰かが使ってくれることを願うだけ。

念のために書きますが、誰もがコンドームを常備すべきと言えます。それはシンプルに良いマナーだからです。同じようにして、男性が生理用品を常備してくれるといいなと思います。生理のある人がいない家であっても。

本書を執筆するために私が行った調査では、多くの女性から話を聞く機会を得ました。信頼している男性がいて、彼を愛していて、しっかりとした人生を歩んでいる女性たちです。でも、こういった女性たちにも物語はあるのです。IUDを装着している3人の子どもの母親は、1年間にわたって出血していたことを私に教えてくれました。IUDの副作用にはうんざりしていたので、それ以外をすべて試してみたそうです。彼女はこう考えました。なぜ夫は精管結紮術を申し出てくれないのかしら？　別の女性はこう説明してくれました。子どもをたくさん産みたいとは思っていたけれど、彼女の夫は「コンドームが嫌い」だったそうで、5年間で4人の子どもを出産したそうです。それは彼女が望んだよりも早急で、彼女の体に深刻な、長期間にわたるダメージを残しました。繰り返しますが、しっかりとした愛にあふれる結婚生活を、良き夫、良き父になろうと努力している男性と送っている女性たちの話です。

このような話が明らかにしていることがあります。男性の避妊に対して、男性側も、女性側も、大きな盲点を持っているのです。男性は女性が避妊のすべてをやってくれるものだと考えていますし、女性は、自分の体に、そして男性の体にも、責任を持つものと思い込んでいるのです。

15

ターゲットを男性に絞る必要がある

精管結紮術を終えた男性、常に正しくコンドームを使用する男性、あるいは女性との無防備なセックスを辞退する男性は、自分のペニスを使った行為や射精する場所に対して責任を持っています。こういった行動をとらない男性は全員、無責任です。望まない妊娠をどのようにして回避したらいいかと質問された男性が「そうですね、それは女性が……」と言い出したとしたら、それは彼が望まない妊娠に対して無関心であるということの明確なサインです。彼は女性にターゲットを絞りたいのでしょうが、絞るべきなのは男性に対してです。

自分の行動を管理することで男性が望まない妊娠を簡単に回避できるのに、女性が主導した場合のみ、望まない妊娠の回避に興味を持つなんて、望まない妊娠を減らしたいというよりは、女性を支配することに興味があるように思えます。

女性を槍玉に上げる傾向があることは理解しています。同じようなことを何度も耳にしているから。**足を閉じておけばよかったのに！　セックスをすると決めたのは彼女だから、妊娠を選んだのも彼女だ。**

そうですよね。セックスを楽しむ女性に責任を押しつけるのが好きですよね。女性がセックスをしたがったくせにって、言いたいんですよね？　でも、女性がセックスを楽しむことと妊娠は無関係なんですよ。男性に挿入されている女性がオーガズムを感じるとき、彼女はなにもリスクに晒していないし、傷つけてもいません。女性に挿入している男性がオーガズムを感じるとき、彼はなにもかもリスクに晒しています。女性の体、女性の健康、収入、交友関係、社会的地位、そして彼女の人生さえも。そして彼にはもう一人の人間を作り出すリスクもあるのです。

中絶を減らすことに興味があるのでしたら、不思議に思えるかもしれませんが、中絶に注目することは間違っています。女性を槍玉に上げることも正しくありません。女性はすでに避妊の仕事を十分に請け負っています。

問題はそこではないのです。実際に中絶の数を減らしたいのであれば、もっと早い段階に着目しなければなりません。中絶ではなく、望まない妊娠の予防にターゲットを絞るのです。そうするためには、無責任な射精を防止する必要が出てきます。

法的権利なのか、道徳的権利なのかにかかわらず、あなたが中絶のみに着目しているのなら、望まない妊娠の数を減らすことはできませんし、無責任な射精の回数を減らすこともできません。でも！　もしあなたが無責任な射精の回数を劇的に減らすことに着目すれば、望まない妊娠を減らし、中絶の数を減らすことができるでしょう。

男性にターゲットを絞ることが現実的な判断だ、と理解していただけたかと思います。私たちは間違った道を走り続けてきたのです。男性に着目し、無責任な射精を止めなければなりません。それ以外のこと――中絶を含む、望まない妊娠を減らすこと――は、おのずとついてきますから。

16

男性の行動に責任を持たせることは、女性を被害者にしない

こう考えているのではないでしょうか。「すべての望まない妊娠の原因は男性だって？　そんなはずはない。あまりにも不平等じゃないか。おかしいと思う。女性から責任と主体性を奪う考えだ。女性は判断する力を持ち合わせない、非力な存在だとでも？　女性は弱い存在だとでも？　彼女らを被害者にしているだけでは？」

いいえ、私は女性たちから責任を奪おうと思っているわけではありません、私はただ、彼女たちがつきあっている男性たちに呼びかけているのです。男性が自らの行動に責任を持つことは、女性を被害者にはしません。**男性に責任ある行動を求めることは、女性が責任を取らないことを許すのと同じ意味ではありません。**

男性やその責任について話題に出すからといって、女性について新たに言及しているわけではないのです。

別の例を挙げさせてください。

二人の10代の若者ジェニファーとデイビッドが、学校で行われるグループ研究に参加することになりました。ほとんどの作業をジェニファーがやりました。誰かがデイビッドに

「おい、ジェニファーしか仕事をしていないじゃないか！　お前もちゃんと仕事しろよ」と言います。これはジェニファーが今後一切仕事をしなくていいという意味になるでしょうか？　なりません。デイビッドが自分自身の仕事に責任を持って、実際に作業をする必要があるという意味です。

男性の責任を考えるとき、女性が自分の性生活を管理できないとか、受け身の被害者であると考える必要はありません。私が「無責任な射精が望まない妊娠の原因になる」と言うとき、女性はセックスをする時を選ぶことができず、理由を選ぶことができず、方法を選ぶことができず、あるいは誰とセックスをするのか選ぶことができないという意味になるでしょうか？　なりません。

男性がすべての望まない妊娠の原因だと指摘されることが不公平だと、あなたがいまだに感じているのなら、女性が責任逃れをしていると思っているのなら、安心してください。男性が無責任に射精して、望まない妊娠の原因となった場合、妊娠に向き合う以外の選択肢がないのは女性だということを思い出してください。望まない妊娠による結果の責任を、女性が逃れることはできるでしょうか？　できません。無理です。妊娠を最後まで継続しようが、流産しようが中絶しようが、いずれにせよ対応しなくてはならないのは、女性です。一方で、望まない妊娠によって導かれた結果から男性が責任を逃れる典型的な例を思い浮かべることができますか？（私はできます！）

避妊について、女性によりいっそうの責任を負わせたほうがいいと考えているのでしたら、あなたはラッキーです。女性は避妊について、すでに責任のある立場です。女性はすでに避妊に必要な仕事の大部分をやっています。その負担、効果、失敗したときの結果は、基本的にすべて女性が背負っています。

興味深いことに、現状では女性が避妊の大部分を担うことを期待されている、と指摘すると、「それは違います。あまりにも不平等だと思うし、間違っている」と発言した人はいません。男性に期待されるときだけ、この不平等は驚くべきことと受け取られるのです。あなたの場合で考えてみてください。望まない妊娠の責任のすべては男性にあるという私の主張を不平等と感じているのなら、避妊にまつわる仕事のほとんどすべてを女性がしているという揺るぎない現実に、同じように居心地の悪い思いを抱きませんか？　同じように不平等じゃないですか？

女性は自らの体と体液に責任を持つべきです。今のところ、女性はその責任を取っていますし、そうし続けるべきです。同様に、男性だって自分たちの体と体液に責任を持つべきだと指摘しているだけなのです。

女性は自分の体と体液に100%の責任を負うべきです。男性は自分の体と体液に100%の責任を負うべきです。妊娠を引き起こす体液を男性が持っていると指摘し、それゆえ男性は体液に責任を持つ必要があると指摘することは、女性に対する責任を免除するわけでもないし、女性を被害者にすることもありません。女性には全く関係のないことです。

17

男女間の力の差は、簡単に暴力に繋がる

アメリカは男性の快楽を追求する家父長制社会です。女性の体を守ることよりも男性の快楽を優先させようとする文化的圧力は大きいですが、そのことが社会全体として理解されておらず、認知されていません。特にセックスに関して言えば、女性がコンドームの着用を頼むべきと指摘することは、男女間に存在する力の差を無視しているかもしれません。職場で上司にセクシャルハラスメントを受けた女性に対して、「声を上げればいいじゃないか」と、あたかもそれが簡単なことであるかのように言うのと同じです。そんな簡単な問題ではないことは誰もが知っています。

そこで、男性向けにちょっとしたクイズ！

女性が男性にコンドームの着用を頼めばいいと言うのは簡単ですが、その本当の意味が想像できる質問を記してあります。質問を読んで、男女間の力の差について想像してみてください。

□セックスの前、コンドームや避妊の話題を意識的に避け、パートナーが口を開くまで待っていたことがありますか？

□コンドームなしのセックスのほうが気持ちいいと、パートナーに対してほのめかしたり、あるいは直接言ったりしたことはありますか？

□パートナーがコンドームを持っているだろう、あるいは避妊は任せてもいいだろうと考えたことはありますか？

□もし彼女が妊娠してしまったとしたら、中絶すればいいし、アフターピルを買えばいいと考えたことが、一度でもありますか？

□コンドームは着けないけど、膣外射精するからと交渉したことがありますか？

□膣外射精すると約束して、しなかったことはありますか？（それは暴行です）

□パートナーに伝えることなく、セックスの途中でコンドームを外したことはありますか？（これはステルシングと呼ばれていて、もちろん暴行です）

□コンドームはサイズが合わないから役に立たないし、破れてしまうとパートナーに言ったことがありますか？

□コンドームを使用したいと言うパートナーに対して、ため息をついたり、呆れた顔を見せたりしたことがありますか？

□パートナーがピルを服用しているから、コンドームは必要ないのでは、と思ったことがありますか？

□コンドームを使いたくない場合、セックスするかしないかはパートナーに任せようと考えたことはありますか？

□コンドームの使用を拒否し、パートナーを責め、無責任なのは彼女だ、と考えたことはありますか？

□くしゃみをするときは飛沫をまき散らさないように、口と鼻を覆うようにするべきだけれど、自分の精子がどこへ飛んで行こうとも構わないと思っていますか？

□コンドームなしのセックスをパートナーが拒否すれば、パートナーを傷つける、あるいはやっかいなことになる、痛みを与える、不愉快なことが起きるとほのめかしたことがありますか？（これは性的強要にあたります。これをやったことがある人を知っているのなら、その人物を刑務所に送るべきです）

□望まない妊娠を防ぐ責任は女性だけにあるという、文化的、精神的、そして感情的重圧に気づいていますか？

□男性をがっかりさせないために、不機嫌にしないために、男性にとっての喜びが減るリスクを冒さないために、コンドームなしのセックスに同意する女性が負う重圧を理解していますか？

□膣外射精すると約束したのに、そうしなかったというジョークを言ったり、そのジョークに対して笑ったりしたことはありますか？（アハハハ、女性の意志に反して暴行を加えて妊娠させるなんて、本当に笑えちゃいますよね）

□女性はＩＵＤを喜んで装着すべきだと考えているのにもかかわらず、痛いかもしれないとか、セックスが楽しくなくなるからとか、男らしくなくなるからとかいう理由で、精管結紮術を拒否したことがありますか？（ＩＵＤは同じく痛みを伴いますし、侵襲性のある処置なのに、痛み止めは使われませんよ？）

□パートナーが避妊をしていないと知りながら、コンドームなしのセックスに同意したことがありますか？　それはなぜですか？　女性が同意していても、なぜ彼女の健康や人生をリスクに晒すのでしょうか？　本質的に自傷行為であるなにかに同意しなければならない女性が感じている心理的重圧について考えたことがありますか？

□自分の体液についてはあなただけが、１００％の責任を負っていることを理解していますか？

女性がセックス自体を断ったり、無防備なセックスを断ったりすると、男性が暴力あるいは怒りで対応する。それが、女性が直面する現実なのです。首なんて簡単に折れるほど強い、自分の倍ほどの体重の人物と定期的にベッドに入らない人には想像するのが難しいかもしれません。

この力の差と望まない妊娠についての議論では、「なぜ女性が男性にコンドームを使用させないんですか?」と男性が言うことに、一番腹が立ちます。なぜ腹が立つかって?なぜなら、①男性は自分以外の男性に恐怖を感じていることを簡単に認めます。反発を恐れて、別の男性に対峙したり、彼らを公然と批判したりはしません。男性が他の男性に対峙したり、批判したりするのを恐れているというのに、どうやって女性ができるというのでしょう? ②男性は、自分が女性よりも肉体的に2倍の力があることに気づいているでしょうか? ③セックスを拒絶された男性が暴力的になるのは誰もが知っていることです。この3点に気づいていながら、多くの男性は、女性が男性にコンドームの使用を主張すること、そしてコンドームを使用しなければセックスを拒絶することが、簡単なことのように考えているのです。もし男性が女性と同じ立場に立たされたとしたら――2倍も力が強く、暴力的になるかもしれない誰かに居心地の悪くなるようなお願いを――喜んでするでしょうか?

感情的に拒絶され、暴言を投げつけられ、部屋から追い出されて行き場を失い、殴られ、首を絞められ、その他の暴行を受け、レイプされるかもしれません。こういった怒りの感情は、知り合って間もない人物から向けられることもありますが、それよりも長いあいだちゃんと交際している男性から向けられることのほうが多いのです。

北米では、4人に1人の女性が、一生のうちに一度は性的暴行を経験すると言われています。とある研究では30%から35%の男性が、法的に逃げ切ることができるのであればレイプすると認めています。イギリスで2万2千人の女性を対象とした調査では、51%が、寝ているあいだにパートナーにセックスをされたり、性的行いをされて目を覚ましたことがあると証言しています。多くの若い女性たちにとって、暴力は同意の上でのセックスの一部として受け入れられています。女性がセックスの途中で首を絞められたり、叩かれたりするのを嫌がると、「つまんねー女」とレッテルを貼られ、捨てられます。

同意はあるものの強制的なセックスをしたことがある女性は多く存在します。虐待を伴う結婚、あるいは交際関係を持つ女性も含まれます（統計を見るときは、同意のないセックスのなかに強制的なセックスはカウントされていないことを覚えておいてください）。もし女性が妊娠して子どもを出産すると、彼女は虐待者と子どもの養育権で結ばれることになります。それは、虐待者が虐待の対象となりうる子どもを持つという意味です。

妊娠している女性の主な死因は殺人で、その女性を妊娠させた男性が行うのが大多数です。もしこれが性的関係にある男女間の力の差に関係しないとしたら、一体なにが関係するのでしょうか？

虐待に関するデータの話になると、「なぜマシな男を選ばないの？　なぜDV男とセックスしてるの？」と言い出す人が現れます。

あの……それでは、リストがあるんですか？　避けるべき男女のリストとか、存在するんですか？　DV男とそうでない男性の差を確実に見分ける方法があるんだったら、お聞かせ願いたいのです。現実は、男性は女性に比べ、暴力的な男性を見分けることが下手です。統計的には、男性であれば誰でも、実際の生活のなかで虐待する男性と知り合いです。同僚のなかに、近所に、友人のなかに、そして教会の信徒のなかにひそんでいます。しかし男性は、自分以外のどの男性が虐待者なのかよくわからないようなのです。それではなぜ、女性が気づくことができると思うのですか？

なぜ女性がマシな男性を選ばないのか？ではなく、なぜ世の中にはこんなにも多くの虐待男がいるのか？と聞いてください。そして、なぜ私たちは男性に虐待しない方法を教えないのか？と。

性的関係のなかの力の差に関しては、誰にも覚えがあり、身にしみて感じていることでしょう。アラブ人ジェンダー研究者で詩人のファリダ・Dは、この力の差を『The 8th List of Shit That Made Me a Feminist』（私をフェミニストにした8番目のリスト）で、わかりやすく説明しています。

家父長制は私たちに、女性にとってセックスは「奪われるもの」であり、男性にとって「奪うもの」だと教えています。女性は身を守り、努力し、そして処女を失います。この方程式では、セックスのなかで彼女が手に入れるものはなにもありません。それなのに、男性はそれを奪い、手に入れます。そしてセックスのなかで彼が提供するものはなにもありません。女性の心理が「奪われること」にプログラムされているあいだは、拒絶することは難しいのです。男性の心理が「奪うこと」にプログラムされているあいだは、拒絶を受け入れがたいのです。

18

女性は妊娠から途中退場できない

男性が望まない妊娠を引き起こした場合、女性には妊娠と向き合うか、それとも向き合わないか決めることはできません。最終的には、女性がなにもかも判断をすることになるからです。妊娠を継続させて出産する？　仕事は続けられる？　家族は受け入れてくれる？　医療費はどのようにして払う？　子どもを育てるリソースはある？　中絶は？　居住地の州では合法？　妊娠はどのあたりまで進んでいる？　中絶が必要になった場合、別の州に行くための交通費の捻出はできる？　養子縁組の可能性は？　もしその予定であれば、それはオープンな養子縁組で、生涯にわたって子どもと連絡は取れる？　妊娠中に養子縁組をやめたり、出産後にやめたりすることはできる？

男性はこういった大きな肉体的、精神的負担から逃れることができます。

無責任な射精がすべての望まない妊娠の原因であると指摘すると、この前提を受け入れることで、妊娠にまつわる肉体的重荷を負う人間が魔法のように変わると考える人がいるようです。女性とともに、男性が自らの無責任な射精の責任を分担してくれるなんて、素晴らしいことですよね。でも、どうやって？　半分妊娠してくれるとか？　陣痛と出産を半分経験してくれるとか？　半日授乳してくれるとか？　望まない妊娠が原因の堕胎、合併症の辛さ、陣痛、出産における男性の死亡率は0％です。男性は妊娠から逃げることができます。女性はできません。

19

妊娠と出産は正しく語られていない

妊娠・出産に関する肉体的、精神的、経済的、社会的ネガティブな現実は、中絶にまつわる議論のなかで正しく語られていません。

妊娠・出産を経験している人は誰でも、自分の体に起きる継続的で、ネガティブな変化を受け入れなければなりません。それには傷、痛み、そして機能低下も含まれます。極端な言い方に聞こえるかもしれません。しかし、これが極端に聞こえる理由は、私たちの文化が、妊娠・出産の期間に女性が経験することを、一貫して軽視しているからだと思うのです。

私が経験した、教科書的で「健康的な」6度の妊娠がこの例だと言えます。妊娠・出産の際に、傷、痛み、機能低下を経験したかと問われれば、これまで医学的に大事になった妊娠・出産を経験した多くの女性たちのことを考え、私は即座に「いいえ、私の妊娠に大きな問題はなく、スムーズでした」と答えるでしょう。私の妊娠が実際にとてもスムーズだったのは事実なのですが、一方で、落ちついて冷静に考えてみれば、私の体は確かに、妊娠・出産を経て傷を負い、痛みを感じ、機能低下を経験したのです。

妊娠と出産のプロセスはかなり恐ろしいものです。二つの真実が言えます。妊娠と出産は驚くほど素晴らしく、奇跡的であり、**同時に**最も危険で損傷の大きい経験なのです。

妊娠と出産は骨格さえ変える可能性があります。子どもを産むとヴァギナが実際に体外に出てしまうことがあります。それは骨盤臓器脱と呼ばれていています。足のサイズが一回り大きくなることもあるのです（それまで履いていた靴にさようなら）。赤ちゃんが母親の胎内からカルシウムを吸収するため、骨量が大幅に減少することもあります。

短期間のダメージもあります。脱毛、尾骨の骨折、腎臓結石、極度のむかつきと吐き気による食道炎、肋骨骨折、大量出血、痔核、そして30針も縫合するような酷い性器の裂傷です。脳卒中の原因となる慢性高血圧や、ダメージを受けた骨盤底部が原因の尿漏れ（くしゃみをするとき）などの問題が、生涯続く可能性もあります。妊娠・出産することで、新たなアレルギー症状の発生、気分の落ち込み、尿路感染、胆嚢摘出の必要性、関節リウマチ、そして不妊がもたらされる可能性があります。

妊娠・出産は体の動きを変えることもあります。妊娠・出産で体のなにが変わったか質問すると、必ず出てくるのはこんな症状です。高いところに手が届かなくなった、腹筋ができなくなった、背中をきちんとつけて仰向けに寝ることができなくなったというものです。妊娠した体は恥骨結合離開（SPD：symphysis pubis dysfunction）を発症する可能性があります。これは骨盤帯痛とも呼ばれています。出産時に骨盤が開くよう促すホルモンが、早い時期に出てしまった場合に起き、歩行が困難となります。

妊娠・出産は体の見た目も変えます。会陰切開術の傷、帝王切開の傷、末梢から中心静脈まで挿入したカテーテルの傷、体の中心部、太もも、お尻、そして胸にできるストレッチマーク。腹直筋離開も珍しいことではありません。体重増加もそうです。それから、乳房のたるみもお忘れなく。

一般的に、女性はこういった問題と体の変化に、文句を言わずに対処することを期待されています。こういった変化をあっけらかんと受け入れることが、母親であることの一部だと考えられているのです。このような問題はジョークになったりもします。例えば、パンツに漏らしてしまうからと、女性がトランポリンで飛ぶことを断るシーンなどがそうです。子どものいる男性が、ジャンプやくしゃみをする度に漏らしてしまうとしたら、社会がどのように反応するのか想像してみましょう。医学界が男性の尿漏れを放置するとは思えませんね。この問題はすでに解決されているでしょう。そういえば、妊娠と出産の問題として挙げた項目のなかで、医学的介入によって解決、または改善できるものであるにもかかわらず、処置が美容目的と判断されてしまうと、保険は適用されません。

そして、痛みの問題です。妊娠と出産は痛いのです。腰痛、頭痛、神経痛、皮膚の引き攣《つ》れ、胸の腫れなどです。どれだけ不快な症状であっても、妊娠中に鎮痛剤を投与されることはあまりありません。胎児の成長に影響が及ぶのを恐れてのことです。

陣痛と出産のあいだは、硬膜外、あるいは脊髄麻酔が使われることはありますが、必ずしも信頼性があるわけでもなく、副作用があります。4人目の子どもを出産したとき、私には脊髄麻酔が使われました。投与量により、脊髄麻酔は一定の時間の経過で切れることがありますが、私の場合、出産前にその時は来ました。陣痛からは数時間、解放されましたが、その後は、出産の痛みはもちろん、何時間も続く陣痛を散々経験したのです。

体内から別の人間を押し出し、引き裂かれた生殖器の筋肉と皮膚。産後の痛みを和らげるのは、イブプロフェンに始まって、イブプロフェンに終わります（でも、多くは投与されません。だって母乳に影響が出たら困るから）。

多くの人が妊娠をリスクなしのアドベンチャーのように捉えますが、妊娠と出産は命がけです。数世紀前は、出産時に命を落とすことは少なくありませんでした。私たちの出産が、大きく進歩したのはありがたいことです。それでも、出産には本質的な危険がありす。その現実を示す統計を例に挙げます。

●アメリカ国内で妊娠・出産をして命を落とす危険は、交通事故で死亡する危険の1・5倍です（毎年10万人の妊婦のうち17・4人が死亡し、10万人のドライバーの11・7

人が事故で死亡します）。

●世界的に見れば、妊婦の死亡率は低下していますが、アメリカでは上昇しています。過去30年の死亡率の2倍以上になっているのです。この死者は残念なことに黒人女性が多く、黒人女性にとって妊娠・出産が、より危険だということが明らかです。

●妊娠・出産が原因となって、世界では毎日800人が命を落としています。アメリカでは毎年、妊娠・出産に関わる死因で700人から800人が死亡しています。

●死亡する女性1人に対して、最大で70人が出血多量、臓器不全、あるいはそれ以外の重大な副作用を経験します。それは毎年約4万9千人から6万3千人という数字です。

●アメリカは世界で最も豊かな国のひとつですが、母体死亡率は世界56位です。先進国のなかでは最下位です。

●妊婦の死亡原因のトップは殺人で、それは通常、親密な関係にあるパートナーからの被害です。

出産は危険な仕事です。間違いなく、最も危険な仕事であると言えます。しかし、私たちの社会では、消防士や警察官のような、大部分を男性が従事する仕事を最も危険なものと捉える傾向にあります。

その思い込みは間違っています。リストで示した通り、アメリカ国内では妊娠による死亡者数は10万人に17・4人です。勤務中の警察官の死亡者数は10万人に13・5人です。これは、妊娠した女性は、勤務中の警察官よりも死亡する確率が高いということです。

他のどんな仕事より妊娠・出産が危険な理由はそれだけではありません。86％もの女性がこの仕事をし、その多くが1回以上経験しているのです。人類の未来は、このとても困難で危険な行為を、女性の大半が率先して行うという仮定に依存しているのです。

86％の男性が率先して行うだろうと考えられることのなかで、これほど危険な仕事はありません。この事実は、リスクと危険に関する私たち社会の考え方を、本気で変えるきっかけになるはずです。最も勇敢で危険な仕事、リスクの高い仕事をしている人を列挙せよと言われれば、きっとファーストレスポンダー（災害現場に最初に駆けつける人）、消防士、ロッククライマー、スカイダイバーを挙げる人が多いでしょうが、妊娠した女性を挙げる人はいるでしょうか。

生理痛シミュレーターを装着した男性が、痛みに耐えられないのはよく知られたことです。男性は男性用ピルの副作用を受け入れないでしょう。それでも男性は、日常的に体にダメージを与えられ、命を落としかねない妊娠を、女性に期待するでしょう。男性にとってセックスが女性と同程度にリスクが高いのであれば、男性は出産に関して選択権を主張するはずです。望まない妊娠は社会的地位を落とすことにつながり、身体的な障害を残す可能性があり、死亡することもあり、自分とは別の誰かに一生責任を持つことだからです。

妊娠・出産は、リスクがつきまとう、危険なものです。この事実を認めずに、望まない妊娠、中絶について意味のある議論を行うことはできません。

それではなぜ、私たちは声を大にして妊娠と出産の危険性について語り合わないのでしょうか？　なぜこのリスクが常識にならないのでしょうか？　これに関しては二つの理由が考えられます。

まず、もし女性が妊娠と出産を困難なことだと認めると、女性たちが子どもを欲しがらなくなるとか、子どもを愛さなくなるという結論へと、なぜか導かれてしまうからです。女性のなかには妊娠を比較的安全に乗り越える人もいますし、そうでない人もいます。その経験にかかわらず、ほとんどの女性が妊娠を楽しんでいると言わなければならない同調圧力が存在しています。

次に、人類を維持するための本能が関係しているのかもしれません。妊娠・出産の事実について、あまり深刻に考えることがないよう進化してきたのです。妊娠と出産がどれだけ大変なものかについて、目を背けているのです。その大変さに目を向けてしまえば、どれだけ体にダメージを与えるものかわかってしまえば、それに耐えようとする女性は少なくなってしまうからです。

妊娠・出産を語るときはこんなことが起きています。

①自分のものでないリスク、他人のリスクは矮小化《わいしょうか》しがち。

②妊娠・出産があまりにもありふれているので、9ヶ月間の不便さ程度のもの（そしてほんのちょっとのいきみ）と推測し、とりあわない（本当はもっと大変なのに）。

20

子育ての現実と負担は計り知れない

子育てにつきものの困難は数えきれず、それについて書けば数千ページになってしまうでしょう。望まない妊娠なんて耐えればいいだけだと主張する人たちは、この困難について決して認めません。

健康で幸せな次世代の子どもたちを育てることは、いつの時代も大仕事で、その方法は進化しているものの、母親であるということは年々、困難になっています。

フェミニズムの波は何度か訪れましたが、アメリカ国内で子どもを育てることは、いまだ女性にとって大きな負担となっています。親が二人いる家庭であっても、70%の女性が、完全に、または多くの割合で家事を負担し、66%が完全に、または多くの割合で育児を負担していると答えています（家族を管理するための精神的、感情的仕事の割合のパーセンテージは見つけられませんでしたが、どうぞ想像なさってください）。これに加え、多くの女性が子どもたちにとって、唯一の養育者なのです。ピュー・リサーチ・センターによれば、子どものいる家庭の40%で、母親は唯一の、あるいは第一の養育者です。経済的な支援が可能だったとしても、それは子どもの養育に必要な山のようなタスクの、ひとつの要素にすぎません。

母親には学ばなければいけないスキルがたくさんあります。沐浴、おむつを換えること、トイレトレーニング、健康的な食事を用意すること。終わりのないタスクばかりです。食料品の購入、洗濯、子どもの感情の波に対応すること、教育、子どもの睡眠時間の確保、食事、そして運動。スケジュールの変更ばかりで、自分のキャリアに影響が出てしまいます。出生証明、社会保障番号の申請、病歴の記録、ワクチン接種証明書、入学申請書、誕生会などへのお誘い、すべてがうまく回るように支払いを管理すること……山のようなペーパーワークも、終わりがありません。

そのうえ、母親はこのような仕事をやりながらも（用事、ペーパーワーク、夕食の支度、家事、その他）、子どもの世話をすることが前提になっています。しかし子育てというのは、それだけで立派な仕事ではないでしょうか？　女性は、「家事を済ませたうえで」、子育てもやると期待されるべきではないのです。子育てだけで、仕事は十分やっているのです。

24時間、休みなし。母親という仕事には休暇もなければ、病欠も、有給もありません。そして死ぬまで引退できません。

望まない妊娠を議論するとき、親として生きることの現実に向き合おうとしない人の典型例を紹介しましょう。

2月のある日、ジェイミー・ジェフリーズという名の女性が、望まない妊娠を継続させ、中絶しないよう、とある女性に言い聞かせたことを誇りに感じていました。結局、子どもは生まれましたが、残念なことに6ヶ月後、赤ちゃんの安全のため、政府は赤ちゃんを家族から引き離しました。ジェイミーがこれを知ったのは、赤ちゃんの母親がジェイミーを「望ましい預け先」として登録したからでした。

ジェイミーは驚き、そして腹を立てました。自分の子どもの面倒を私に見ろと言うなんて。彼女は「まさか！　絶対に、無理無理無理無理無理無理！　生後6ヶ月の子どもなんて無理に決まってる。私の体がどうにかなってしまうし、結婚だって破綻しちゃう。無理です！」と答えました。

でも、そもそもそれが、望まない妊娠を終わらせたいと女性が考えた理由だったのではないですか。母親業は大変だというのに、それを他人に無理強いしたにもかかわらず、自分はやりたくないだなんて、どういうことでしょう？

特にアメリカは、母親業をするには難しい国です。アクセスが大変で高価な医療の問題。有給休暇がない問題。（公立高校を含む）老朽化するインフラ。なにか問題が起きたときの社会セーフティーネットの貧弱さ。よりよい政策を求めて努力すれば、すべて抵抗にあいます。その代わり、もう少しがんばれば、睡眠時間を削れば、副業に就けば、より良い生活のために犠牲になれば、すべてがうまくいくというメッセージを与えられます。そしてもちろん、完璧にきれいな姿でいることまで求められています。

当然、多くの父親や補助的な養育者が、多大な時間とエネルギーとリソースを割いて、子育てに協力していることはわかっています。それでも子育てには計り知れないほど多くの労力が必要なのです。

親のタスクとコストを書き出せば、何十冊ものノートになってしまうでしょう。それでも、親になるということの意味を書ききることはできないと思います。自分から、完全に切り離された誰かの責任を持つということを。次の言葉を使い続けるのは、それがぴったり当てはまると思っているからです。親として生きること、そして親であることの感情的負担は**計り知れないのです。**

21

妊娠が罰になるべきではない

中絶反対派のなかには、妊娠は生殖のためではなく、セックスを楽しんだ人への罰のためにあるのだ、と繰り返し語る人がいます。これは、妊娠したあとに中絶することによって、「処罰を逃れられる」という懸念があるからです。

生涯続く親としての責任は、セックスをした人間への「結果」や「罰」なのだから、妊娠したくない女性でも赤ちゃんを産み、母になるべき、という気軽な提案は、実際のところ、どうかしています。

過去に中絶を経験した60%あまりの女性は、すでに親になっています。赤ちゃんを産むこと、赤ちゃんを育てることがもし

「罰」なのだとしたら、もうすでに罰せられているということになります。というか、罰として存在すべき子どもなんているわけがないでしょう！　すべての子どもが求められ、そして誕生を楽しみにされるべき存在なのです。

文字通り、子どもは成長するし、成長することが求められています。しかし、望まない妊娠によって産まれた子どもたちは……研究によれば明らかに良好ではない結果が出ています。望まない妊娠によって産まれた子どもは、母親との心の繋がりに欠け、認知、そして感情の発達に遅れが生じ、家庭内暴力を経験する可能性が高くなると言われています。

それ以上に、妊娠を罰とすることは、馬鹿馬鹿しいことです。女性の体は、受精から出産のあいだに40%から60%の胎芽を自然に流産させます。これは妊娠20週より前に起きれば流産と呼ばれ、20週以降では死産と呼ばれています。男性が女性を妊娠させ、女性が流産したらどうなりますか？　罰を受けるために、再び女性は妊娠させられる必要がありますか？

妊娠は罰だという考え方は、ナンセンスです。

22

養子縁組は中絶の代わりにはならない

まずはここから話を始めましょう。養子縁組の制度を通して子どもを手放すことを検討している人たちの大多数が、中絶について真剣に考えてはいません。中絶ができなかった人のうち91％の人が、それでも養子縁組を選択しません。これに関係して、中絶ができなかった（拒絶された）人たちの現在の養子縁組率は、ロー対ウェイド判決が覆る前と変わりません。

中絶をするより、養子縁組を考えてみては？と言う人たちがいるでしょう。まるでその二つを比較することができる選択肢のように。しかし、統計を基に考えてみると、妊娠している人たちはその二つの選択肢が、代替案になるものとも関係があるものとも認識していないのです。

中絶の「簡単な修復法」としての養子縁組。妊娠したけど、赤ちゃんを産みたくない？それなら9ヶ月のあいだ、人生を犠牲にして、出産というこのうえない過酷な経験を済ませたあと、養子縁組のために赤ちゃんを英雄的な行いのように「手放す」。あなたにとっても、子どもにとってもややこしいことなんてありません。だってエージェントが細かいことはすべてやってくれますから。子どもを手放したら最後、あなたにとっても、子どもにとっても、まっさらな人生のスタートです。まさにウィンウィンです。

しかし、このような考え方に大きな不備があることに私たちは気づいています。養子縁組は決して関係者全員にとってまっさらの状態になることではないのです。実際には、「養子縁組市場」に関わる問題が、十分な証拠とともに記録として残されています。それは汚職、トラウマ、人身売買などの問題であり、これは子どもと産みの親に一生かかっても消えないようなネガティブな影響を与え続ける可能性があるのです。

それでも養子縁組支援は、アメリカ国内では政党を超えた目標となっています。そして事実上、すべてのメディアにおいて養子縁組は、優しさに溢れた愛のある行いとされているのです。私たちはこのような語りに挑もうとは考えません。なぜなら、養子縁組を社会的に素晴らしい行いだと考えるほうが落ちつくからです。社会全体が関係している厳しい現実に直面するのは難しいのです。しかし、誰にだって関係している問題なのです。なぜなら、私たちの人生が養子縁組と隣り合わせにあるからです。

これは公に語られることではありませんが、妊娠した女性の多くが養子縁組に興味を抱かないのは、赤ちゃんを手放すという行為が深いトラウマになる可能性があるからです。アン・フェスラーの『The Girls Who Went Away: The Hidden History of Women Who Surrendered Children for Adoption in the Decades Before Roe v. Wade』(去って行った子どもたち：ロー対ウェイド判決前に子どもを養子縁組で手放さなければならなかった女性たちの歴史)で描かれている女性たちは、連日、重圧に晒され、強制的に手放さざるを得なかった赤ちゃんのことを考え、その経験から解放されることがないといいます。とある女性は、子どもを養子縁組制度で手放すという経験をしたあと、中絶も経験しました。養子縁組制度で子どもを手放すトラウマは、中絶のトラウマと同じだと言う人は、なにも理解していない、と発言しています。

子どもを手放すということは、母親にとってトラウマというだけではありません。それは子どもにとっても生涯続くトラウマになりかねないとの研究結果が増えています。アメリカ国内の養子の大部分が、出産直後の出生証明を持っていないということを考えても明らかなことでしょう。これは真実です。法的な養子縁組は、赤ちゃんの出生証明を変更し、法に則って、産みの親から離すことです。実の母から引き離すだけではなく、実の父、両親の家系の叔母、叔父、祖父母、従姉妹と引き離すことです。すべての家系とDNAの繋がりから引き離すことなのです。

養子縁組制度で養子となり、成人した人たちのあいだで、そのトラウマについて認知してもらおうという運動が始まっています。大人になるまで養子だったことを知らなかった人たちは、自身の存在の根幹を揺るがされたようなものでした。別の文化圏から養子縁組された人たちは、自分自身の文化を学ぶことさえ否定されたのです。自分はどこの文化圏にも属さないのだという気持ちになったそうです。養子縁組されたことを知っている人たちのなかには、DNA的結びつきがある人と偶然交際に発展するのではと恐れる人もいます。また、実の家族の医療歴を知らないことで、自分が直面する医療的な問題がわからないと不安になる人もいます。成長してからDNAテストを受け、それまで知らなかった異母兄弟、異父兄弟、実の兄妹などの存在を知るという感動的なことを経験した人もいます。

養子縁組に常に美しく描かれた物語があるわけではありません。簡単に、あるいは軽い気持ちで行われるべきことではないですし、産みの親と赤ちゃんを離さない努力が最優先されるべきです。養子縁組は望まない妊娠の簡単な解決法として検討されるべきではないのです。

23

無責任な射精をする男性のリスクはゼロ

無責任な射精をする男性が望まない妊娠の原因になるとしても、その男性が負うものはゼロです。男性はいつでもその場から立ち去ることができますし、それを阻止するために現代社会がしてくれることは多くありません（全くなにもしてくれないかもね？）。

女性が妊娠を防ぐための計画を行うとすれば、そのための手段を調達して、支払いをするのも女性です。女性が中絶をすると決めたとしても、男性は自分の無責任な射精が望まない妊娠の原因になったことを知らずに生きていけるかもしれません。そのケースでも、病院の予約をして、中絶の代金を払うのは女性です（中絶が合法な州であると仮定しての話だけれど）。

女性が子どもを育てると決めたとしましょう。しかし男性には告げません。あるいは養子縁組制度を利用して子どもを手放したとすると、自分のDNAを50％受け継いでいる誰かが生きていることを、男性が知ることはないかもしれません。

望まない妊娠の原因になったのは彼だと女性が告げ、赤ちゃんを産むとなったときに、彼にとって一番ありうる道は養育費を支払うことです。しかし、現代の養育費制度が冗談みたいなクオリティの低さだというのは、誰もが知るところです。

養育費を支払っている人の85％が男性です。しかし、全額を支払期日までに受け取っている親は、43・5％のみです。毎年、推定100億ドルもの未払いの養育費があるとされます。男性が養育費を支払わない場合、理論的には、女性側に法的手段が用意されており、男性側に養育費の支払いを強制することはできますが、ここでもシステムが状況を限りなく困難にしています。父性の証明をするために必要な費用は女性側が負担し、弁護士費用も女性側が負担し、女性が法廷内で養育費を求めて戦うことになります。

このような法廷での戦いは、赤ちゃんを産んだばかりの人にとって、とてつもない苦労であることを忘れないでください。そして、時間を費やし、何年にもわたって弁護士に支払う費用を負担したとしても、養育費を全額勝ち取ることができない女性がほとんどです。勝ち取ることができたとしても、平均的な養育費は月額400ドルで、それは明らかに子どもの養育に必要な住まい、衣類、食費、教育費にはほど遠い金額です。子どもを養育するための時間的、精神的、肉体的コストに見合わないのは言うまでもありません。

私たちの社会は、男性の行動が引き起こす結果から男性を守るようにできています。法律と政策は、自分が原因となった妊娠に対する責任を放棄する男性を保護するために、完璧に出来上がっています。

ベテランのソーシャルワーカーと、このことについて話をしました。男性が射精責任から逃れられる8つの方法を教えてくれました。

①裁判所の命令なしで養育費の支払いを父親に命じる法律がない。自動的に支払われる

ものではない。
②多くの州では、養育費の未払いがクレジットスコア（クレジットカードの支払い履歴）に影響を及ぼさない。
③女性を妊娠させたことで職場から解雇されない。
④妊娠、あるいは子どもの医療費が父親に請求されることはない（少なくとも2州では、父親が最低でも妊娠にかかった医療費の50％を支払う法的根拠がある。母親は、払う気のあまりない父親に対して、山ほどのペーパーワークや州当局とのやっかいなやりとりをしてまで、この費用を請求するでしょうか？）。
⑤妊娠合併症や出産が理由で、数週間、数ヶ月、無給で休む必要はない。
⑥女性を妊娠させても、一切、賃金が下がることはない。
⑦父親は死亡した子どもの葬儀費用を負担する必要はない（わずか2州で、この負担は両親の責任と考えている）。
⑧父親が責任を放棄した時点で（子どもが生まれる前でも、あとでも）、子どもを捨てることの社会的影響はない。

男性が手を引いたとしても、なんの影響もない。だから、男性は無責任な射精で望まない妊娠の原因となり続けるし、それについて考えることもない。中絶に関する話題が出ると、**居心地の悪い話題だなと考えるかもしれない。女性は中絶なんて選ぶべきではない**と思うでしょう。それなのに、望まない妊娠を引き起こした男性については、一切考えることもありません。

注釈1　子どもを見捨てた男性には、社会的な影響が大いにあるとも言えます。なぜそう思えるのかというと、そのような男性は厳しい非難を受けるでしょうし、敬遠されるからです。しかし、それを自分から白状する（あるいは知っている誰かが彼の周辺に打ち明ける）まで、彼が子どもを見捨てたことなんて誰も知るよしはありません。

注釈2　望まない妊娠の原因となった男性に、現実的で短期間に出る結果が存在するとしたら、それはどのようなものでしょうか？　どんな結論が理にかなっているでしょうか？　金銭的な負担？　権利や自由の剝奪？　9ヶ月に及ぶ、とても過酷で、痛みを伴い、気分が悪く、傷を負うリスクがあり、お金がかかり、危険で、命を脅かす妊娠生活ほど大変なものになるべきでしょうか？　女性の体の代わりに、男性の身体にまつわる法律を制定することを想像してみましょう。アメリカ国内のすべての男性は思春期を迎えたら、精子を精子バンクに預け、精管結紮術を行うことが法的に義務づけられるとします。もし男性が責任ある大人に成長し、伴侶を見つけ、赤ちゃんが欲しいと考えるのなら、精子バンクに預けた精子を利用することができますし、必要であれば精管の復元術を受けて、分娩が済んだらもう一度、精管結紮術をやり直します。こうすれば、望まない妊娠はほぼなくなります。中絶を本気で減らしたい人にとっては、受け入れやすい法律と言えそうです。

それとも、男性に身体的影響を与えるといった考えに、抵抗があるでしょうか？　女性に対して身体的影響を与えることには、なんの問題もないように思えるというのに？これは私たち社会が取り組むべき問題ではないでしょうか。

24

精子は危険である

精子は危険な体液だと考えるべきでしょう。女性に痛みを与え、生涯続く混乱を招き、死をもたらすことさえあります。精子は人間を作り出すことができます。精子は人間を殺すことができます。精子は妊娠を引き起こし、妊娠と出産は女性に身体的、心理的問題を引き起こし、社会的、そして経済的地位にネガティブな影響を与えます。

射精し、精子を女性の体内に放出しようとする男性は、精子が彼女に与える影響をしっかりと考え、行動すべきです。つまりそれは、責任を取るということです。セックスをする度に。結果があまりにも大きいからです。

男性が自分の体と体液に責任を持つべき理由は、

①男性は常に妊娠させることができるから。生殖可能な日かどうか、考える必要がないことを知っているから。銃は常に装填されているから。

②単純な生理学上の理由で、妊娠を予防するにも、その原因になるにも、男性側は100%、最適な場所にいる。

③女性による避妊法の選択肢に比べて、コンドームと精管結紮術は、簡単で、費用がか

からず、安全でシンプルで、より手に入りやすいから。

男性に対して、彼らがどれだけ妊娠させる能力を持っているかを伝えなければなりません。男性は、連日、妊娠させることができるという事実を、彼らに何度も繰り返し伝えていかなければなりません。

男性は、おもちゃではなく、実際に危険な武器を持ち歩いているようなものです。彼らが精子をどのようにして扱うのかで、命が左右されるのです。この事実を今まで強調することがなかったから、男性も女性も、深刻な失敗をしてきたのです。

25

認めたくないみたいだけれど、男性は自分の肉体や性欲を管理できる

私は女性として、男性の性欲を体験したことはありません。女性の性的欲求としか比較することができません。（女性の性的欲求は、ヴァギナのなかに射精することとは何の関係もありません）女性の性的欲求が強いことは知っていますが、男性のそれのほうがはるかに強いという人がいます。どうやって女性の性的欲求と男性の性的欲求を比べることができるのでしょうか？　それは正直、わからないのです。

女性の性欲は男性のそれよりずっと少ない、と教えられ続ける家父長制社会の外で女性を育てたというテストケースがありませんから。家父長制社会の外とは、女性の性欲のほうが男性の性欲より弱いと教え続けられない世界です。女性はセックスを楽しまないものだと何度も繰り返し言われない世界です。女性は、男性のエゴを満足させるために、オーガズムのフリをするのが「普通」だし、セックスの途中で喜びを感じるかどうかはどうでもいい、と言われない世界です。

確かに、私には男性の性的欲求がどのようなものかはわかりません。ただ、肉体的衝動はわかります。人間が感じる肉体的衝動は、男性にとっても、女性にとっても、性欲よりはるかに強いものだということは知っています。それは排尿と排便の衝動です。無視しようと思っても、できるものではありません。体が乗っ取られるほどの衝動です。

人間であればその衝動は理解できますし、それをコントロールする術は知っています。そこらへんにおしっこをするわけじゃありません。おしっこはトイレでします。そこに行くまで我慢します。日中は、トイレ休憩をとります。

男性に性的欲求を管理すること、体液に責任を持つこと、責任ある射精をすることを期待することが、多くを求めすぎているとは思いません。

26

男性は自分が中絶を簡単に回避できると知っているが、そうしようとはしない

中絶の多くは、望まない妊娠が原因で選ばれています。しかし、希望している妊娠で起きる中絶もあり、それは心を引き裂かれるような体験です。胎児が子宮内で死亡したり、医学的な問題があり生命の維持ができなかったりする場合もありますし、母体が医学的問題を抱えて妊娠の継続がそれ以上できないというケースもあります。とても心の痛む状況ですが、幸いなこ

とに、このようなケースが中絶全体に占める割合はとても低いものです。私がこれを指摘したのは、男性は大半を占める人工妊娠中絶を簡単に防ぐことができると示すためです。責任ある射精をするだけです。私たちの政府を動かしているのは、多くが男性です。

50年あまりにわたって、多くの男性が中絶を減らそうとロー対ウェイド判決を覆す方法をがむしゃらに模索してきました。そして2022年7月、ほぼ男性で構成されている最高裁判所が、実際にロー対ウェイド判決を覆しました。50年という月日をかけて。おかしいことだと思いませんか。だって、男性が本当に中絶を減らしたかったというのなら、50年もかかるわけがないじゃないですか。いつ何時でも、あっという間に、男性は中絶の数を減らすことができました。数週間でいいでしょう。中絶に関する法律を変えることなく、女性の身体について法制化することなく、女性に言及する必要さえないのです。男性がしなければならなかったこと。それは、責任ある射精です。それだけ。

今までそうしてこなかっただけです。

今日においても、男性はそれをしようとしません。

27

私たちは答えを知っている

あなたと私が同じゴールを目指しているかどうかはわかりませんが、もし私たちの国で行われる中絶の数を減らしたいのであれば、合法な州であれ、違法な州であれ、素晴らしいニュースがあります。私たちは答えを知っているのです。なにが中絶を減らすのか、信頼できるデータがあって、それは魔法ではありません。最も効果的で、証明された中絶を減らす方法。それは無料で容易に手に入る避妊具です。転ばぬ先の杖とはよく言ったものです。

必要な人が避妊具を容易に入手でき、安価、または無料で手に入れられる国では、望まない妊娠の発生率は明らかに低いのです。しかし、アメリカ国内での望まない妊娠の発生率は、他の欧米諸国に比べて21％も高いのが現状です。

しかしこれは、ただ単に他の国でうまくいき、アメリカではそうでもないという問題ではありません。アメリカ国内でも同じような取り組みが行われ、成功しています。コロラド州は避妊具を無料で配布し、手に取りやすくする取り組みを行いました。結果ですか？ 中絶率はほぼ半分になりました。コロラド州だけではありません、セントルイス州も同じ取り組みをして、見事な結果を出しました。この結果に加え、何百万ドルもの経費削減を可能にしました。コロラド保健省は避妊のために使った1ドルで、コロラド州のメディケイド・プログラム（連邦と州が共同で行う、低所得者向けの医療保険プログラム）にかかる5・85ドルの費用を削減したと報告したのです。

無料で手に入りやすい避妊具に加え、より充実した性教育に中絶を減らす最大の効果があります。アメリカ国内の10代の女性に比べ、妊娠率が4分の1というオランダで起きていることです。ドイツの10代は、アメリカに比べ、性感染症に罹患する割合が明らかに低いのです。

オランダ国内で妊娠率が圧倒的に低い理由は、国が全生徒を対象とした包括的な性教育を行ってきたからです。子どもたちは年齢に合わせた性教育を毎年受講します。医学的に正確な情報が子どもたちに与えられ、質問が可能で、正直な答えが返ってきます。各州が異なったアプローチをするアメリカの性教育では、こうはいきません。現段階では、複数の州が性教育を許可していますが、焦点を当てているのは禁欲についてです。別の州でも性教育が行われていますが、限られた情報しか与えられず、教師は承認された特定のカリキュラムから逸脱することのない答えしか返しません。そして、性教育を一切必要としない州が11州存在しています。

中絶の数を減らすことができるデータが存在することは素晴らしいことですし、どの方法が成功に導くかもわかっています。そのうえ素晴らしいのは、こういった努力（無償の避妊具、質の高い性教育）が、望まない妊娠の唯一の原因は無責任な射精であると、真剣に考慮されていなかった環境で行われたということなのです。

責任ある射精という行動様式は、無償で手に入りやすい避妊具、そして性教育とともに行われることで、望まない妊娠の数をゼロに近づけることができるのです。

注釈1　ロー対ウェイド判決が覆ったことで、アメリカ国内で中絶が行われなくなると考える人がいるかもしれません。その根拠となるデータはありません。中絶を完全に違法としている国では、68％の望まない妊娠はそれでも中絶されているとする調査結果があります。ロー対ウェイド判決が覆っても、中絶を完全に禁止にしてはいませんし、国内で人口の多い州では今現在でも中絶ができます。望まない妊娠に対する中絶が68％という数字はアメリカではより高くなるでしょう。アメリカ合衆国郵便公社経由で発送される経口中絶薬が手に入る環境では、中絶が禁止されている州においても、自宅で中絶が可能になると専門家は考えています。中絶の禁止は中絶を減らす効果がないと示されているので、望まない妊娠を防ぐことに焦点をシフトすることが、中絶を減らすためにはより意味とインパクトのある方向性なのです。

28

行動に移そう

物事を変えていかねばなりません。女性の命がかかっているのです。ロー対ウェイド判決が覆ったのです。アメリカに住む女性が、望まない妊娠を強制的に継続させられるというのは、もはや理論上の話ではありません。私たちは一刻も早く今までの中絶の論じ方を変えていかねばなりません。そしてそれには、望まない妊娠を防ぐ実践的なアイデアが必要です。

この本に書かれた提言については、数年にわたって、何千人もの人々と会話を重ねてきました。このような考えに対する反応を目撃した私は、人は変わることができるし、議論の仕方も変えることができると信じています。あっという間に変えることができますし、大きく変えることができます。情報は多くの人にとって新しいものですし、一部には反対する人もいるでしょうが、大多数は新しい意見、そしてより良い教養として受け入れますし、将来的に起きる性的な出会いに責任を持つようになるでしょう。

今いる場所から始めるのです。 男性は、責任ある射精をすることを誓い、すべての男性が責任ある射精をする行動様式を作り上げるのです。セックスの度に、コンドームの着用を徹底します。自分とパートナーにとってぴったりなコンドームを諦めずに探し続ければ、コンドームが邪魔者だとは思わなくなるはずです。お気に入りのコンドームをベッドの横にストックしておきましょう。かばんにも入れておきましょう。パートナーの家にも置けるように、お気に入りを買っておきましょう。

コンドームと潤滑ジェルの使用方法がわかったら、他の人にも役に立つように教えてあげましょう。

精管結紮術の予約をしましょう。将来的に復元が必要になるのではと心配な人は、まずは精子を精子バンクに預けましょう。すでに精管結紮術を受けている人は、それを他の男性や女性にオープンに話してみましょう。素晴らしいことだし、セックスにまつわるストレスを軽くしてくれると教えてあげるのです。もし誰かがそれをジョークにしたり、コンドームや精管結紮術に対して否定的な意見を言うようであれば、こう返してください。

「でも実際のところ、コンドームっていいよ。安全だし。性感染症は嫌だし、誰かを妊娠させたくもない」

「ジョークにしたい気持ちはわかるけど、僕は絶対に、絶対に、双方が完全に妊娠を望むまで、無防備なセックスはしないよ」

「一度、正しいコンドームの着け方を理解したら、あと戻りはしない。コンドームありのセックスは気持ち良くないなんていうのは思い込みだよ」

議論の仕方を変えましょう

責任ある行動について会話したり、実践したりすることを通じて、コンドームの使用を一気に当たり前にすることができます。「コンドームは着けるべき？」という質問は、馬鹿らしいことだと誰もが知っています。「シートベルトはすべき？」という質問が馬鹿らしいことと同じです。

対話を、女性の体のことから男性の体のことへとシフトさせるのを嫌がる人たちに対しては、声を上げてください。望まない妊娠を防ぐことに大きな貢献ができるというのに、男性の責任について疑問を持つ人がいるのは理解できません。

議論の中心にある現実的な問題から目を逸らそうとする人がいたら、妊娠の予防と無責任な射精について話を戻し続けてください。男性の体について会話を避ける一方で、女性に対して女性の体について説教をしないようにしてください。このような会話は、アメリカ中にある、そして世界中にある中絶に関する会話を、女性の体に関する不毛な論争から遠ざけ、男性が妊娠を防ぐためになにができるかという有用で実質的な議論へと導きます。

事実に基づいた性教育を求めましょう

性教育を最優先するというムーブメントを起こさなくてはなりません。幼稚園に始まり、高校を卒業するまで続く、徹底的な性教育を求める必要があります。男女の生殖機能の違いと、望まない妊娠をどう防ぐのかを学ぶことができる、明確な記述を含むカリキュラムが必要です。精子が妊娠の原因になることを明確に示し、責任ある射精を明確に期待するカリキュラムが必要です。コンドームを効果的に使用し、コンドームを使用したセックスが快楽を減らすという考えを変える必要があります。

男性がどこに射精をするのか、健全で、責任のある、節度のある議論を当たり前に話し合えるようにする必要があります。性教育では、男性は女性のヴァギナ以外のどこにでも射精することができると間違うことなく明確にしなければなりません。ありとあらゆる、男性用、そして女性用避妊具の選択肢を教えなければいけません。その長所と短所、そして人生のありとあらゆるフェーズにおいて、どの選択肢が有効かも教えなければなりません。コンドームと精管結紮術についての、ありとあらゆるスティグマに対して、積極的に異議を唱えなければなりません。

私たちは避妊とセックス周辺に存在する、期待される行動様式と問題の多い力関係を指摘し、打開しなくてはなりません。

私たちは若い世代にありとあらゆる情報を手渡さねばなりません。いいことも、悪いことも含めて。妊娠・出産、子育てのことです。そして十分情報を得たうえで、選択できる環境にするのです。赤ちゃんを産むための、簡単でリスクのない道はないと明確に示すのです。

避妊具、避妊薬を手に入れやすいものにしましょう

避妊に関する学習は効果的だとわかっていますので、避妊具へのアクセスを可能な限り簡単なものにする必要があります。

コンドームを、今よりもっと手に入りやすいものにすることはできます。

男性に対する新しい避妊の選択肢に資金を投じることもできます（10で取り上げた男性による避妊研究では、男性用の避妊方法は効果的だということが示されています。これ以上、なにを言えるでしょうか？）。

精管結紮術と復元手術の最新技術を持つ医師を増やすことで、手術を希望する男性がより成功率の高い処置を受けられるようになります。

様々な国ではすでに可能となっているように、経口避妊薬をドラッグストアで購入できるように働きかけましょう。どの州であっても、様々な種類の経口避妊薬を無料で手に入れることができるようにします。

ＩＵＤの挿入、取り外しの際の痛みを取り除く手順を改善することで、より多くの人がそ

れを選択できるようにします。

政治家の責任を追及しましょう

政治家と政治団体が中絶について派手に騒ぐのを阻止するのです。女性に焦点を当てたり、効果のない中絶の禁止を祝ったりするのなら、彼らは無駄なことをしているのだとはっきり伝えてあげましょう。彼らが実際に国内の中絶数を減らしたり、ゼロにしたりすることに努力をしているのなら、望まない妊娠の防止と男性に責任を持たせる計画を示す必要があります。

政治家に対するすべての質問と中絶についての政治討論では、常に具体的な質問をしましょう。例えば、無責任な射精をどのように防止する計画がありますか?とか、無料で手に入りやすい避妊薬のプログラムはどこにありますか?とか、州全体で行われる、精子がいかに危険か子どもたちに教える性教育は?とか、望まない妊娠の原因となった男性の法的責任は?などといった質問です。

政治家が中絶を政治の道具として使っているのなら、偽善を指摘します。感情的なアピールで話を逸らすようなら阻止します。望まない妊娠と無責任な射精を減らす実際の段階的対策に関する質問には、必ず答えを出すよう促してください。

私が初めて自分のアイデアを紹介して以来、議論の様子が変化していくのを目撃しています。男性は妊娠の原因になりますが、簡単にそれを防止することもできるという事実に人々が気づき、目覚め、受け入れ始めているのです。中絶に焦点を当てることの無意味さ。スラット・シェイミングのナンセンスと偽善。女性の体を管理しようとする不道徳な努力を誰もが目撃しています。そんなことよりも、できることがあります。すべてを解決する、たったひとつの行動。

それは、責任ある射精なのです。

注釈1　『射精責任』をお読み下さり、ありがとうございました。本書には多くの事実と統計と調査報告書が掲載されています。情報の確認をしたい、あるいはもっと学びたいというのであれば、すべてのソースは提示してありますので、どうぞ活用してください。この本は、完全に、そして徹底的にファクトチェックが行われており、この薄い本のなかに記された注釈は、本文を上回るほど豊富です（もちろん大げさに書いているけれど、あなたが思うほどではないわよ）。すべてのソースと必要なURLはこのリンクに示してあります。（https://www.ohtabooks.com/common/pdf/ER_SourceList.pdf）もしあなたの考えをシェアしてくれるのなら、Ｔｗｉｔｔｅｒか、Ｉｎｓｔａｇｒａｍで。アカウントは@designmom。あなたの考えをリツイートしたり、あなたと交流できるのを楽しみにしています。

解説

齋藤圭介

1　本書刊行までの経緯

1・1　著者紹介と本書の主張

本書は、*Ejaculate Responsibly: A Whole New Way to Think about Abortion*（2022）の全訳である。*Ejaculate Responsibly*（逐語的に訳せば『責任をもって射精せよ』）という挑発的な書名は、眉を顰《ひそ》める人がいることを承知のうえで、望まない妊娠とその中絶が男性の問題であることを端的に表すために著者があえて名付けたものだ[1]。

著者であるガブリエル・ブレアは、DesignMom.com[2]の創設者として知られている。DesignMom.comは、２００６年に開設されたサイトであり、『Time』のWebsite of the Yearに選ばれ、『Wall Street Journal』、『Parents』、『Better Homes & Gardens』からトップ子育てブログとして賞賛され、Iris Award for Mom Blog of the Yearを受賞している。２０１５年に最初の本*Design Mom: How to Live with Kids*を出版し、同書は『New York Times』のベストセラーとなっている。また、ブレアは、Alt Summit[3]の創設者としても知られる。これは、２０１０年から続く、ライフスタイル・ブロガーとクリエイティブな起業家のための年2回の大規模なカンファレンス（現在14年目）である。著者は、いわばアメリカにおける大人気インフルエンサーといえよう。

本書は重厚長大な学術書ではない。薄くて持ち運びもしやすいハンドブックだ。にもかかわらず、議論の焦点が女性にもっぱら偏ってきたこれまでの中絶論を、ガラッと180度反転させて、議論の焦点を男性に移すというウルトラCの荒業をやってのけた。

本書をお読みいただければわかる通り、本書の主張は極めて明確だ。

セックスをするから望まない妊娠をするのではありません。望まない妊娠は、男性が無責任に射精をした場合にのみ起きるのです。彼とパートナーが妊娠を望んでいないというのに、男性が精子を女性のヴァギナに放出した場合にのみ、起きる。これに対する予防は、男性にとって難しくありません。（はじめに）

望まない妊娠の原因は100％男性にあること、また男性にとって望まない妊娠を避けることは難しくないこと――無責任な射精をしなければよいだけなのだから――を、繰り返し、28のトピックにわけて軽妙な文体で説得的に議論を展開している。

28の議論や問題提起はとくべつ難解な話ではない。容易に理解できるものばかりだ。本書の内容に屋上屋を架す解説は不要だろう。そこで本解説では、本書をより大きな文脈で理解できるように、議論の補助線と背景を提供しようと思う。まず、本書が刊行されるに至った経緯を紹介する（1章）。次に、中絶の議論において、男性に焦点を当てることがいかに斬新な視点（副題の「中絶について考えるための、まったく新しい方法：A Whole New Way to Think about Abortion」）であるのかを理解するために、本書の主張をアメリカの中絶論争史のなかに位置付ける（2章）。さらに、日本の避妊・中絶の状況に触れながら、本書が日本語で翻訳された意義を考える（3章）。そして、本書の主張をめぐるいくつかの争点を提示する（4章）。最後に、本書の意義を再確認したうえで、中絶をめぐる議論のアリーナに読者を招待するためのチケットを渡すことができればと思う（5章）。

1・2　あるツイートがきっかけ

2018年9月14日、ある一連のツイートがものすごい勢いでリツイートされ、相当数の「いいね」を獲得した。そのツイートは2023年6月現在、19・7万件のリツイート、30・8万件の「いいね」がついている。「バズる」の定義は諸説あるが、「いいね」が1万件を超えると「バズる」といわれることが多いことをふまえると、30・8万件の「いいね」を得たことのインパクトが伝わるだろうか。

その一連のツイートは、以下のツイートではじまる。

私は6児の母であり、モルモン教徒です。宗教的なことも含めて、私は中絶についてよく理解しています。これまで男性たちが女性のリプロダクティブ・ライツについて、女性に代わって好き勝手に議論してきたことを聞いてきました。私は、男性が実際のところ中絶をなくすことには全く関心がないことを確信しています。なぜなら……

スレッドと呼ばれるかたちで、このツイートの下にさらに62件のツイートが続く。合計63件のツイートの中身は、本書の主張とおおむね重複する。最後の63件目のツイートには、

「つまるところ、〔中絶をなくすために〕女性の身体とセクシュアリティを管理しようとすることをやめましょう。男性こそが、望まない妊娠を生じさせているのだから。終わり」とある。

この一連のツイートの主は、もちろん本書の著者であるブレアである。ブレアはモルモン教徒であると同時に、プロチョイス派（後述）である。宗教右派を含むより多くの人に自分の主張を届けるために、自身の保守的とみなされやすい属性（6児の母であり、モルモン教徒であること）を逆手にとって、ツイートをしたという。

ブレアがこのツイートをすることになった直接のきっかけは、2018年、ドナルド・トランプ前大統領が保守派のブレット・カバノーを連邦最高裁判所の新判事に任命したことである。新判事への指名を受けたのちの公聴会で、カバノーをはじめとした男性政治家たちは中絶について議論していた。彼らの発言を聞いて、ブレアは怒り心頭に発したという。あるインタビューにおいて、当時の気持ちを次のように語っている。

彼らが中絶の問題を理解していないことは、私には明らかです。……彼らは中絶をめぐり生じていることを本当に理解しておらず、中絶をただ政争の具として使っているだけなのです。[4]

そして、怒りにまかせ上記の63件のツイートをするに至ったという。この63件のツイートを、議論を喚起するために自信たっぷりにブレアは投稿したわけではない。むしろ「緊張していました。もし誰も読んでくれなかったらどうしよう。63件のツイートってどれくらいで削除できるのかしら」という想いを抱き、迷いながらの投稿だったという。しかし、ブレアの自信のなさからは意外ともいえるほど、このツイートの反響はすさまじかった。ツイートをした数時間後には報道機関から問い合わせがきて、数週間後には世界中を飛び回りこのツイートについて議論を重ねることになったという[5]。

話題となった2018年のツイートをもとに、2022年10月に一冊のハンドブックとして刊行したのが本書である。本書刊行のタイミングは、アメリカ国内では非常に時宜を得たものとなった。なぜなら、ちょうど2020年前後はアメリカ国内で中絶をめぐる議論が再び盛り上がってきており、とりわけ2022年6月にアメリカの中絶史において一大事となる事件が起きてからすぐの刊行となったからだ。その大事件とは、かの有名なロー対ウェイド判決（後述）が連邦最高裁判所の判決により覆されたことだ。ブレアは、中絶の権利が危機に瀕しているアメリカ社会の状況を目の当たりにして、本書を刊行する意義を再確認したという[6]。

2 アメリカの中絶をめぐる歴史と現状[7]

2・1 アメリカの中絶史をめぐる主要なトピック

アメリカの中絶の実態は、日本の中絶の実態とはまったく様相を異にする。ありていにいえば、日本は中絶への規制が現実的に厳しいわけではなく、中絶へのアクセスは全国的に難しくないが、アメリカでは中絶への規制が厳しく、アクセスが難しい州が少なくない。

読者のなかには、アメリカの中絶史になじみが薄い方もいるかもしれない。アメリカの中絶をめぐる歴史と現状について知っておくと、本書のインパクトをより精確に同定することができる。そこで、アメリカの中絶史を理解するうえで最重要といえる三つのトピックに絞り紹介したい。中絶をめぐる市民社会の分断、ロー判決の内容とそのインパクト、そしてロー判決後のバックラッシュの動向である。

2・1・1 プロライフ対プロチョイス

ひとつめのトピックは、アメリカの市民社会を二分している中絶をめぐる価値観の対立だ。アメリカでは中絶が政治的争点として顕在化しており、その是非をめぐって市民社会が二分している。中絶に反対の立場はプロライフ（生命尊重）と呼ばれ、中絶に賛成の立場はプロチョイス（女性の選択権の尊重）と呼ばれる。

女性がいったん妊娠をすると、妊婦という一人の人間のなかに、女性（母体）と胎児という二つの生命が存在することになる。[8] 望んだ妊娠ではないため女性が中絶を希望する場合、胎児の生きる権利と女性の〔自分の生き方を〕選択する権利とが衝突する。しかし胎児はしゃべることができないので、胎児の声を代弁する者が必要だ。プロライフ派は胎児の代弁者として、中絶が胎児の命を不当に奪っていると主張する。他方、プロチョイス派は、女性（母体）の自己決定権を根拠に中絶を支持する。アメリカの中絶史は、プロライフ派とプロチョイス派それぞれに与《くみ》する人々の運動の歴史として描くことができる。

望まない妊娠をしなければ中絶する胎児はそもそも存在しないので、胎児の生きる権利と女性の選択の権利の衝突という議論の構図も消失する。プロライフ派とプロチョイス派は、中絶を認めるか否かという点では鋭く対立している。しかし、望まない妊娠による中絶がなぜ生じるのかという点や、中絶せざるを得ない状況に女性を追い込んでいるのは男性であるという点では、両者の考え方に対立はない。

なお、中絶をめぐってアメリカの市民社会が二分している状況は、そのまま大統領選挙にも反映されている。中絶は、社会的に激しい緊張関係や対立を招く争点となっており、毎回の大統領選挙でも最重要の争点のひとつとして必ず取り上げられる。中絶の禁止を支持する保守派の共和党（プロライフ寄り）と、中絶の権利を支持するリベラル派の民主党（プロチョイス寄り）という構図だ。

2・1・2　1973年のロー判決のインパクト

アメリカの中絶史の大前提として、アメリカでは長らく中絶が多くの州法で禁止されていたことを知っておく必要がある。中絶にかぎっていえば、アメリカは決して自由の国ではない。むしろ極めて不自由な国である。20世紀に入ってからアメリカの女性たちが中絶の権利を求めて活動をしていたものの、いくつかの州で中絶への規制が緩まりアクセスが容易になってきたのは、1960年代に入ってからである。中絶を合法的に受けられる州が少ないながらもあったとはいえ、国としては、中絶を憲法で保障された権利としたことは一度もなかった[9]。

国の方針を変えたのは、テキサス州の妊婦が起こした訴訟である。当時のテキサス州には、母体の生命を救う場合を除き、中絶を犯罪とする法律があった。そのテキサス州法の合憲性が争われた裁判である。1973年1月22日に下された、かの有名なロー判決である[10]。連邦最高裁判所は9人の裁判官がおり、この9人の投票による多数決で判決を下す[11]。ロー判決は、賛成7人反対2人となり、妊娠中絶を禁じるテキサス州法を違憲と判断した。

アメリカの憲法には、女性が中絶を受ける権利の根拠となる条文はない。そこで、連邦最高裁判所は、合衆国憲法の修正第14条のプライバシー権を根拠に女性の中絶を認める判決を下したのだ。この判決によって、当時アメリカの多くの州にあった中絶を規制する法律は違憲となり、中絶の自由化の流れを作ることになった。

ロー判決により、中絶は初めて憲法で保障された権利となり、州法では中絶の禁止を直接にはできなくなった。アメリカの中絶論争は、プロチョイス派の勝利というかたちで一応の決着がついた。では、アメリカの女性たちがロー判決後に安全な中絶手術を安心して受けられたのかというと、答えは残念ながらノーである。ロー判決はアメリカ国内の中絶論争に終止符を打ったわけではなく、むしろ中絶の是非をめぐる激しい論争をさらに過熱化させたといえるからだ。

2・1・3　ロー判決後のバックラッシュ

ロー判決後は、政治的なバックラッシュの動きが加速しかつ過熱化していった。中絶を合憲と判断したロー判決を覆すための訴訟や法案が、プロライフ派により繰り返し連邦最高裁判所や州政府に提出された。中絶の権利を合憲と判断したロー判決以降は、州法で中絶そのものを禁止にはできない。しかし、中絶を受けるための条件を厳格化したり、中絶手術を受けるために未成年者が州をまたいで移動することを禁じたり、中絶手術方法の一部を禁止したり、中絶手術までに待機期間を設けてそれを義務化したり、中絶手術を実施するクリニックへの公金の流れを規制したり、プロライフ派は、あの手この手で女性が中絶へアクセスすることを困難にしようとしてきた。プロライフ派は、中絶の権利を骨抜きにすることで、実質的に中絶の権利を無効化しようとしたのだ。

中絶権を著しく制限する判決になったことで有名な1989年のウェブスター判決[12]を筆頭に、ロー判決は何度も覆される危機に瀕しながらも、文字通りギリギリのところで耐えていた。アメリカの中絶の権利は、綱渡りをしているような状態で守られてきたというのが実情だろう。

2022年6月24日、驚きのニュースが世界を駆け巡った。1973年のロー判決を、連邦最高裁判所は6対3の投票によりとうとう覆したのだ。この裁判は、妊娠15週以降の中絶を原則として禁止するミシシッピ州の州法を対象としたもので、この州法が違憲か否かを争った裁判である。判決文によると[13]、ロー判決は、「甚だ誤ったもので、その判断が下された日から憲法と衝突していた」と指摘され、憲法は中絶の権利をそもそも与えておらず、ミシシッピ州の州法は違憲ではない（つまり、妊娠15週以降の中絶を禁止することは合憲）と連邦最高裁判所は判断したのだ。

これまで憲法で認めてきた中絶の権利を、ここにきて連邦最高裁判所は覆した。もはや中絶は、憲法で保障された権利ではなくなった。ロー判決の破棄は、プロライフ派の根強い運動が実を結び、プロライフ派からみれば悲願達成となった。

この判決により、約50年間にわたり認められてきた女性の中絶手術を受ける権利は、アメリカ憲法上の問題ではなくなり、それぞれの州の判断に委ねられることとなった。[14]連邦最高裁判所による合憲判決という、いわば絶対的な後ろ盾を失った中絶の権利は、ミシシッピ州に続き他の州でも制限されていく流れになるのではないかと強く懸念されている。

ただし、アメリカがこの連邦最高裁判所の判決に一様に喜んでいるわけでは決してない。民主党のバイデン大統領は、この判決がでた同日中に、ロー判決の破棄は女性の健康と命を危険に晒すものだとして、「この判決は、極端なイデオロギーの実現であり、〔保守化している〕連邦最高裁判所の悲劇的な間違いだ」、「ロー判決を破棄したことで、連邦最高裁判所の保守派の価値観がいかに極端であるか、大多数の市民の価値観からいかにかけ離れたものであるかを示す判決だ」と述べ、強く非難した。[15]また、リベラル派で知られる西海岸のいくつかの中絶を認めていた州の知事は、他州から中絶手術を受けにくる妊婦を保護すると宣言している。中絶手術の是非が拮抗している州では、今後、選挙ごとに中絶の判断が180度変わるという事態も想定されている。

2・2　中絶論の出発点を動かす

中絶を禁止するということは、胎児の生きる権利を女性の選択する権利よりも重視するということだ。1973年のロー判決がでるまでは、連邦レベルでは中絶の権利は保障されておらず、その意味でプロライフ派が優勢であったといえよう。ロー判決により、中絶が女性のプライバシーの事柄であり、州法で禁止をするのは違憲であるという判決が出たことで、ようやくプロチョイス派が勝ったという構図になった。ロー判決後のプロライフ派の政治的な動きは、女性の中絶権を部分的に制限、ないし完全撤廃することを目指してきた。一方、プロチョイス派は、プロライフ派の攻撃をかわしつつ、中絶へのアクセスを確実に確保できるようにすることに注力してきた。2022年、ロー判決が覆され女性の中絶をする権利が憲法で保障された権利ではなくなったことで、プロライフ派が勝利した構図となる。アメリカにおいて女性が中絶をする権利は、かくも脆いものであるかがよくわかる。

いかなる根拠において、胎児の生きる権利が女性の意思決定よりも尊重されるのか。逆に、いかなる条件がそろえば女性は胎児を中絶できるのか。このようなアメリカの中絶論争が何に焦点を当てているのかは、いまや火をみるよりも明らかだろう。中絶をめぐって、胎児の生命権vs女性の権利という構図で中絶論争が繰り広げられており、この二者の権利の対立や緊張関係に焦点を当てることですべてが議論されてきた。常に争点となるのは、女性の中絶へのアクセスを認める／認めないという女性身体を対象とした論点だ。この議論の構図に登場する当事者は、女性と胎児のみである。どこまでいっても、性行為をしたもう一人の当事者である男性は登場しない。

異性愛者による自然性交の場合、妊娠に至る原因となる行為は二者の性行為だ。その性行為がもとで妊娠をしたとする。妊娠が女性にとって望まないものであったならば、中絶を検討することになる。しかし、中絶の議論になったとたん、男性の姿はどこかに消えて、胎児vs女性といった枠組みですべての議論がはじまってしまう。そこでは、いかに女性身体を管理するのか、管理できるのか、管理すべきなのか、をめぐって議論される。

望まない妊娠の予防は、女性の身体を管理して行おう。望まない妊娠をしてしまったら、女性の身体を管理して対応しよう。議論の始まりも終わりも、どこをみても、女性の身体しか登場しない。でもちょっと待って。望まない妊娠の予防やその結果について、男性は関係ないの？男性が無責任な射精をしなければ、望まない妊娠はそもそも生じないんじゃないの？というのが、ブレアの疑問であり、本書の問題提起だ。

本書にならえば、次のようにいえる。プロライフ派もプロチョイス派も、中絶の議論を誤った出発点から始めている。望まない妊娠をすでにしている状態で、その妊娠を中絶することの是非から議論を始めるのではなく、望まない妊娠の原因である男性の無責任な射精から本来は中絶の議論を始めるべきなのだ。いままで等閑視されてきた生殖における男性の責任や当事者性にこそ、着目をしなければならない、と。

中絶というトピックが政争の具にされてきた歴史を、私たちは何度も目にしてきた。避妊や中絶をめぐって繰り返し議論の争点の場となるのは、女性身体であった。これまでの避妊や中絶をめぐる議論は、中絶を減らすことを真剣に考えてきたというよりも、女性の身体とセクシュアリティをいかに管理するかに関心があったと批判されてもしかたがないだろう。

一方、男性身体が政治的な闘争の場となることはない。中絶が政治的な駆け引きに使われるトピックであるのならば、中絶における男性の役割を政争の具にする政治家がいてもおかしくないはずだが、そうした話は聞いたことがない。本書は男性身体もまた（あるいは男性身体こそが、というべきか）中絶論において政治的な争点であることを白日の下に晒した。

著者のブレアは、望まない妊娠の原因は男性にあると力強く主張する。そして、男性にとって、望まない妊娠を避けることは難しくないとも断言する。本書は、これまでの中絶論では透明人間のごとしの扱いしか受けてこなかった男性を、責任ある当事者として中絶論の中心に据える試みだ。既存の議論は女性が妊娠した状態を中絶論の出発点にしているのだが、その妊娠の原因である無責任な射精をした男性の行為を議論の出発点にするべきだ、と本書は問題提起している。なるほど、まったく新しい（A Whole New Way）中絶の議論の仕方を示している。

3　日本の避妊・中絶をめぐる歴史と現状[16]

3・1　堕胎罪の欺瞞と中絶政策の無節操さ

アメリカでの中絶をめぐる激しい価値観の対立と比べると意外にも思えるが、日本では中絶をめぐり市民社会が表立っては分断していない。その一番の理由は、すでに中絶へのアクセスが女性に広く開かれていることが挙げられるだろう。日本は他の先進諸国から「中絶天国」と批判的に言及されたこともある。中絶は、身近に当たり前にあるものとして市民社会に受け入れられており、特に議論を要しない話題だったのかもしれない。

とはいえ勘違いしがちなので注意が必要だが、日本において中絶はいまだ刑法上の犯罪である。あれ？と思った人がいても不思議ではない。中絶は、インターネットをはじめ各種メディアや日常会話でも身近な話題のひとつだからだ。刑法上の犯罪だったなんて知らなかったとしてもしかたがない。

１８８０年公布の旧刑法で堕胎罪が定められた。その後、１９０７年に改正された新刑法では、212条から216条で堕胎罪について規定があり、女性と堕胎を行ったもの（医師など）が罰せられる。一方、相手の男性への罰則規定はない。

2023年現在も堕胎は刑法上の犯罪であるのだが、ただし、1996年公布の母体保護法（元は1948年公布の優生保護法）第14条によって、配偶者の同意があれば[17]、以下の理由の場合にのみ刑法上で規定している違法性を阻却するかたちになっている。つまり原則禁止だが、以下の2つの条件に合致するときだけは例外的に中絶を認めるという二段構成である。

母体保護法第14条

一　妊娠の継続又は分娩が身体的又は経済的理由により母体の健康を著しく害するおそれのあるもの

二　暴行若しくは脅迫によつて又は抵抗若しくは拒絶することができない間に姦淫《かんいん》されて妊娠したもの

望まない妊娠による中絶の場合、どの条件に合致するのだろうか。ほぼ経済的理由で中絶手術を実施しているのが実態だ。これは経済条項による中絶と呼ばれる。もちろん、そのうちどれだけの数の中絶が、本当に経済的理由なのかはわかりようがないし、わかる必要がないのかもしれない。任意の中絶をする自由と権利は、日本においても法制度上は女性に保障されていない、ということがここで強調されるべきことだろう。

また、日本の中絶政策は戦前、戦後で180度かわっていることが広く知られている[18]。戦争中は「産めよ殖《ふ》やせよ」政策で、人口の量の確保が目指された。人口を増やすために、中絶を厳しく取り締まることで、本来中絶されるはずだった子どもを産むしかない方向に誘導し、出生数の増加を目指した。

しかし、戦後は状況が一変する。当時はまだ避妊の知識が普及していないことに加え、戦地からの帰還兵・引揚者がかなりの人数おり、本土の人口は急増した。当時の出生数はおよそ現在の3倍であり、食糧難や住宅難という問題が生じた。人口の急激な増加を抑え込み管理をする観点から、また強姦による妊娠の増加や混血児の増加への対処の観点から、さらに不法な闇中絶で命を落とす女性が多くいたことへの対応の観点から、日本政府は中絶を認める方針に転換し、中絶へのアクセスを容易にする政策を推し進めることになった。

中絶の権利とは、女性の生き方を女性自身が決める権利である。しかし、アメリカの中絶の権利と同様に、日本の中絶の権利も、基本的人権として普遍的に保障されているものではない。日本においても当事者である女性以外が、中絶を介して、女性の身体とセクシュアリティを管理しようと常に画策してきた歴史があった。

現在の日本社会において中絶を考える際、その欺瞞と無節操さが目につく。欺瞞とは、中絶手術を依然として刑法上の犯罪としながらも、実態としては経済条項を拡大解釈して運用していること。無節操さとは、場当たり的な人口政策（中絶政策や避妊政策）を歴史的にしてきたし、現在も次節でみるように場当たり的な政策しか実施できていないことである。

3・2　最新の中絶をめぐるトピックと翻訳の意義

最新の話題のひとつに経口中絶薬がある。経口中絶薬とは、文字通り人工妊娠中絶を目的に服用する薬である。WHOの基準では最も安全な中絶方法のひとつとして推奨されており、世界的にはすでに広く普及しているメジャーな中絶方法である。しかし、日本では認可を求める声が長らくあったにもかかわらず、日本の女性たちが手にすることはできていなかった。

2023年4月にやっと厚生労働省の承認がおりたとニュースになった。経口中絶薬の認可は、世界的な潮流と比べると遅きに失した感がある。しかし、すでに認可済みの低用量ピルや緊急避妊薬（アフターピル）などと一緒に、女性が自分の意志で生殖や中絶を管理できるようになるための選択肢がまたひとつ増えたことには違いない（価格や入手のしやすさ、配偶者同意の要件など、まだまだ課題は山積しているが）。

同時に、本書を読むとなおさら痛感することだが、今回の経口中絶薬をめぐる一連の議論においてもしかり、これまでの低用量ピルや緊急避妊薬についての議論もしかりだが、女性が自分の身体とセクシュアリティを管理する手段を認めるか／認めないか、認めるとしてどのような条件を付すかなど、どこまでいっても、女性が妊娠したところから中絶の議論を始めている。この議論の仕方にはどこか既視感がある。2・2で論じた通り、女性が望まない妊娠をした状態からその妊娠をどう扱うのかを、アメリカと同様、日本の中絶・避妊政策の場でも議論しているからだ。そもそも望まない妊娠をしないためには、男性による無責任な射精を正面から議論の俎上にのせる必要があるのだという話はついぞ聞いたことがない。

本書はアメリカ社会の文脈で誕生した書籍であることは間違いないが、日本社会の文脈にもそのまま当てはめて考えることができる指摘ばかりだ。本書が日本語に翻訳された意義はとても大きい。

日本の避妊・中絶政策は、アメリカをはじめ先進諸国と異なるといわれる。日本では避妊の手段として、コンドームの使用が他の先進諸国と比べて圧倒的に多いことが指摘されている。加えて、女性が主体的に選択できる避妊手段は、他の先進諸国と比べるとまだまだ十分ではない。日本ではコンドームの使用率が高いから、日本の男性はすでに射精責任を（他国と比べて相対的に）果たしている、と考えたくなる人もいるかもしれない。しかし、事実はむしろ正反対だと考えるべきだろう。避妊手段としてコンドームが圧倒的に主流であるにもかかわらず、年間12万6１７4件（２０２1年度）の中絶手術が実施されている。毎日345人の女性が中絶手術を受けている計算になる。射精責任という考え方は、避妊手段としてコンドームしか普及していない日本において、よりいっそう重要な意味を持つとさえいえる。

4　本書の議論から導かれる争点

本書の主張は力強くかつ単純明快だが、他方で読者に対して開かれたままのいくつかの争点がある。ここでは二点指摘したい。

4・1　無責任な射精の定義をめぐって

無責任な射精 irresponsible ejaculation という表現は、インパクトがある反面、マジックワードになっているきらいがある。無責任な射精とは「すべての望まない妊娠」を生じさせるもの（13）だといえる。なるほど、日常の語感でいえば全くその通りであろう。

しかし、そこでいわれる「無責任」という概念の内実は、いったいどのようなものだろうか。厳密な定義を考え始めると、一筋縄ではいかない。いくつもの疑問が生じてくるからだ。

対義語の責任ある射精 responsible ejaculation とはいかなる射精として考えることができるのか。責任の有無は、誰がどのような根拠で判断できるのか。ここでの責任とは、誰に対するどういう責任なのか。なにより、どのような条件を満たせば責任ある射精をしたといえるのか。

著者が無責任な射精という表現を用いて批判しているのは、妊娠が女性の身体にもたらすダメージへの男性の無理解・無頓着さであろう。だとすれば、妊娠が女性の身体にもたらすダメージについて、よく理解をし、配慮をしていれば、それだけで責任ある射精をしたことになるのだろうか。

また、望む妊娠か望まない妊娠かの判断をする主体は、もちろん女性であるが、その女性の判断は一貫して揺るぎないものだという前提を置けるのだろうか。換言すれば、性行為のときに、責任ある射精と無責任な射精の区別をそう簡単にできるのだろうか。性行為のあとに男女の関係性はいかようにも変化する。例えば、性行為の時点で女性も男性も妊娠を望んでおり、避妊をせずに男性が射精をしたとしよう。その後、カップルの関係性が変化して、妊娠判明後に関係を解消したことで、女性がこの妊娠を望まない妊娠と考えたとしよう。さて、この妊娠を生じさせた射精は、無責任な射精なのか、責任ある射精なのか。女性の判断がすべてだという立場からすれば、この射精は遡及的に無責任な射精となるのだろうか。他にも論点はある。男性が、カップルとしての関係を解消後に、望まない妊娠を招いた射精の責任を取ろうと妊娠プロセスに介入してくることは、女性にとって望ましいことなのだろうか。

無責任な射精とは、いかなる「責任」が「無い」射精なのだろうか。無責任な射精はマジックワード化しており、いかようにも定義できる表現となってしまってはいないだろうか。

4・2　男性への啓発と女性の自衛のバランス

男性にいくら責任ある射精を期待しても、その期待を裏切られてしまったら望まない妊娠を引き受けざるをえないのは女性である(18)。したがって、女性には自衛をするインセンティブが常に働く。男性の避妊が失敗したら……、男性が信用ならないから……、女性である自分が自分の身体とセクシュアリティを管理したいから……、女性が避妊を主体的に講ずる理由は枚挙に暇がない。現実的に、男性に期待をしない／できない場合、女性が自衛するしかない。そのため、避妊や中絶の議論は、女性のみに焦点を当てたものに再び戻ってしまう危険を常に内包していることになる。

男性が無責任な射精を自分の問題として考え始め、行動に移す必要があるのだが、ある日を境に一気に変化が訪れることは期待できない。時間がかかる男性への啓発か、一刻を争う女性の自衛か、どちらを優先するべきか。実践的には、後者を優先せざるをえないだろう。結果、女性身体をめぐる論争は継続する一方で、前者の問題の重要性はなかなか上がりにくい。なぜなら、女性が避妊を主体的に行うことで、男性の避妊責任を意図せずに免責してしまっている現状を変化させるきっかけが生じにくいからだ。女性が避妊に注意を払ってくれているかぎり、男性が避妊を講ずるインセンティブは弱いままだ。中絶を本気で減らすためには、男性の倫理観に訴えるだけでは効果は限定的かもしれない[19]。

本書は、男性が日々行っている射精という行為が、いかに女性にとって人生を決定づける一大事となりうるのかをわかりやすく記述している。その意味で、男性の意識変革を目指すガイドブックや、男性の性行動についての啓発本としても位置付けることができる。ただし本書を読むであろう男性は、そもそも「意識が高い」男性であろう。少なくとも、なにか問題意識があって本書を手にとっているはずだ。そのような男性には、本書のメッセージは届きやすい。では、本書を手にとることがない男性に、本書のメッセージを届けるためにはどうしたらよいのかという課題が残る。

男性が避妊や中絶を自分事として考えていないのはなぜなのか。いわば無責任な射精をする男性の意識の解剖が求められることになろう。本書によって問題提起されたこうした諸問題に取り組むべきなのは、著者や女性ではない。男性学研究者や男性性研究者であろう（私もそのうちの一人だ）。無責任な射精をする男性を対象とした研究が待たれるところだ。

5　男性の無責任な射精をこれからの中絶論の出発点にするために

本書は望まない妊娠による中絶を減らすために、男性には何ができるかを説得的に書いている本だ。本書の主張を改めて確認しておこう。男性が１００％望まない妊娠の原因である——半分の50%でもなければ、99%でもなく！——という力強い主張だった。

> 男性は、おもちゃではなく、実際に危険な武器を持ち歩いているようなものです。彼らが精子をどのようにして扱うのかで、命が左右されるのです。(24)

このように問われてもなお、危険な武器をぶっぱなす男性は、どれほどいるだろうか。これまでは男性の射精責任は明示的に問われてこなかった。避妊、妊娠、中絶いずれの負担も、女性が100%被ることが当たり前であると、男性はもとより女性も考えてきたからだ。しかし、そうであってはならないと本書は強く主張する。中絶の議論の仕方を変えないかぎり、望まない妊娠による中絶は減らない。中絶を減らすための最重要人物とは、女性ではなく男性なのだから、と。

さて、あなたは、著者の主張に説得されるだろうか。本書の主張に同意するにせよ、同意しないにせよ、本書を読んだあとは、男性の射精責任をどう考えるのか？という質問からあなたは逃れることはできない。本書の核となる質問——「〔男性は〕女性の体を、健康を、社会的地位を、仕事を、経済的地位を、二人の関係を、そして女性の命さえ危険に晒して」まで、「たった数分の、よりわずかに気持ちいいことのために」コンドームなしのセックスを求めますか？（11）――は、答えるべき問いとして成立することを認めざるを得ない。

女性の読者は、著者の力強い主張の数々に激しく賛同するであろう。私たちは十分これまで苦しんできた。できることはすべてしてきた。結局、すべてのことを生身の身体で引き受けるのは私たち女性だったのだ、と。女性の中絶へのアクセスを制限する／自由化するという中絶の是非をめぐる論争は、つまるところ、女性の生き方をめぐる論争であった。そのことを考えれば、望まない妊娠の原因は男性の無責任な射精であると喝破した本書は、多くの女性たちをエンパワメントしたことは想像に難くない。

同時に、本書は男性にこそ読んでもらうべき内容だと私は思う。男性である自分の日々の射精が、他者の生命や人生計画を握っていることを自覚する機会を本書は与えてくれるからだ。本書の主張のいくつかは、男性にとって耳が痛いことを認めざるを得ない（かくいう私も、本書を読み進めながら居心地の悪さを全く感じなかったといえば嘘になる）。

しかし、本書はなにも「崇高な人間になれ」と男性に求めているわけではない。男性の責任感とわずかな手間で、他者を傷つけなくて済むための具体的な方策を教えてくれているだけだ。

本書は、中絶の議論の出発点を動かした。生命はいつはじまるのか、受精卵はいつからヒトとみなされるのか、中絶の権利の根拠は何か、といった哲学的・宗教的な議論から、中絶論の出発点を男性の無責任な射精に移すことを目指した本書は、説得的にその目的を果たしたといえる。本書以後に中絶を議論しようとするとき、その議論の出発点はもはやこれまでとは様変わりする。男性が責任ある射精をするのであれば、哲学的・宗教的な議論はもはや後景に退くのだから。これからの中絶論は、男性の射精責任こそ議論しなくてはならないはずだ。

中絶を減らせるかどうかは、「すべて男性にかかっているのです」(はじめに)というメッセージを受けて、さて、男性の読者はどうしようか。本書を読んだあとは、周りの人と本書についてあなたが感じたことを話し合ってみてはどうだろうか[20]。男性の射精責任を考えるためのヒントは、コンパクトな本書にぎっしり詰まっているのだから。

解説・注

❶ Gabrielle Blair Embraces ‘the Least Sexy Way to Talk About Sex’,*The New York Times*, https://www.nytimes.com/2022/11/08/books/review/ejaculate-responsibly-gabrielle-blair.html（2023年5月22日アクセス）。なお、邦題の『射精責任』は、エージェントの案を参考に、編集者の藤澤千春氏が若干の修正を加え、決定した。原作者ブレアの意図を汲んだ、見事な邦訳といえる。

❷ DESIGN MOM,https://designmom.com（2023年5月22日アクセス）。

❸ Alt Summit, https://altitudesummit.com（2023年5月22日アクセス）。

❹ Book by mom of six puts onus on men to stop unwanted pregnancies, *npr*, https://www.npr.org/2022/10/20/1130113865/book-by-mom-of-six-puts-onus-on-men-to-stop-unwanted-pregnancies（2023年5月22日アクセス）。

❺ Gabrielle Blair: I want men to think of sperm as dangerous, *The Times*, https://www.thetimes.co.uk/article/gabrielle-blair-i-want-men-to-think-of-their-sperm-as-potentially-very-dangerous-ctpnn5pc2（2023年5月22日アクセス）。

❻ In Ejaculate Responsibly, Gabrielle Blair Makes Abortion a Men’s Issue, *VOGUE*, https://www.vogue.com/article/ejaculate-responsibly-gabrielle-blair-interview（2023年5月22日アクセス）。

❼ アメリカの中絶論争に関心がある読者には、緒方房子、2006、『アメリカの中絶問題——出口なき論争』明石書店と荻野美穂、2001、『中絶論争とアメリカ社会——身体をめぐる戦争』岩波書店がよい。この2冊は大変優れた著作だが2冊とも刊行からやや日が経っている。最新のアメリカ社会の動向を踏まえたものとしては研究書になるが小竹聡、2021、『アメリカ合衆国における妊娠中絶の法と政治』日本評論社がよい。

❽ 受精卵がいつから生命（胎児）となるのかは、それ自

体が議論となっている。おおよそ、プロライフ派は、胎児、お腹の子、赤ちゃんといった表現を好んで用いて、中絶を子殺しと同一視しようとする。

他方、プロチョイス派の考え方には、複数の立場がある。プロチョイス派がどのようなロジックで中絶の正当化を試みているかは、山根純佳、2004、『産む産まないは女の権利か――フェミニズムとリベラリズム』勁草書房を参照。

❾ アメリカは連邦法と州法の二つのレベルがある。連邦法で全国に共通の一般的基準を確定する一方で、連邦法に反しないかぎり州法で州ごとに独自のルールを定めることができる。

❿ ロー判決は、しばしばアメリカに中絶の完全自由化をもたらしたといわれることがあるが、これは正しい理解ではない。妊娠期間を三期にわけるトライメスター・スキーム（trimester scheme）という考え方を用いて、第I期の妊娠3ヶ月以内の中絶にかぎり、女性は医師と相談して中絶を自由に決定できるとしただけである。ロー判決においても、妊娠週数が進んだ中絶には、女性の決定に州が介入することを引き続き認めている。

⓫ 連邦最高裁判事は任期や定年がない終身制であるものの、高齢や健康上の理由などを理由に新たな判事と入れ替わるタイミングがある。指名するのは大統領だ（その後、上院が承認）。保守派の共和党かリベラル派の民主党か、どちらの政党の大統領の任期中に最高裁判事が入れ替わるのかが極めて重要となる。保守派とリベラル派、どちらの判事が新たに加わるかによって9人の判事のバランスが変わり、その結果として、連邦最高裁判所の判決も変わるからだ。個々の判例の積み重ねを重視する判例主義のアメリカの連邦最高裁判所にとって、保守派の判事を送り込めるか、リベラル派の判事を送り込めるかは、アメリカ社会の行く末をダイレクトに方向付けることになる。

本解説冒頭で言及をした新判事のカバノーは保守派である。前任者であるアンソニー・ケネディは（保守系の）中道派であった。ケネディが在職中、9人いる判事のうち、保守派4名、リベラル派4名、そして中道派のケネディという構成であった。したがって、価値観が鋭く対立するような裁判――中絶の他に、例えばアファーマティブアクション、LGBT関連など――は、ケネディの投票がスイングボート（結果を決める1票）となってきた。

2018年、中道派のケネディに代わり保守派のカバノーが就任したことで、判事の構成が保守派5名、リベラル派4名となり、連邦最高裁判所の保守化が決定的となった。著者のブレアが、カバノーの公聴会を聞いて頭にきた理由にはこうした背景がある。

なお、その後の2020年には、任期中に死去したリベラル派のルース・ベイダー・ギンズバークに代わり保守派のエイミー・コニー・バレットが新判事となった。バレット就任により、連邦最高裁判所の構成は保守派6名に対しリベラル派3名となった。

⑫ ミズーリ州法が対象である。判決ではロー判決で認めた中絶の権利を事実上否定しており、ロー判決が覆されるかどうかの瀬戸際までいった裁判である。

⑬ 連邦最高裁判所判決文 https://supreme.justia.com/cases/federal/us/597/19-1392/ Cite as: 597 U.S. (2022)：5（2023年5月22日アクセス）

⑭ 州ごとに中絶について取り決めをするということは、自分が居住している州では禁止だとしても隣の州が中絶を認めていれば中絶手術自体は受けられることを意味する。しかしアメリカの国土の広さを考えると、州間の移動は経済的に余裕がないと難しいことも多い。今回の判決は貧困層の女性に特に厳しい状況を招くと強く危惧されている。

⑮ 6月24日大統領演説 2022,Remarks by President Biden on the Supreme Court Decision to Overturn Roe v. Wade,https://www.whitehouse.gov/briefing-room/speeches-remarks/2022/06/24/remarks-by-president-biden-on-the-supreme-court-decision-to-overturn-roe-v-wade（2023年5月22日アクセス）。
なお、同演説内でバイデン大統領は、共和党のトランプ前大統領の任期中に就任した3人の判事によって、今回のロー判決破棄の結果がもたらされたと述べ、前大統領を批判した。そして有権者に対して、中絶の権利がどうなるかは有権者の投票にかかっていると呼びかけ、同年11月の中間選挙で民主党への支持を求めた。

2022年11月の中間選挙は、事前予想では共和党の圧勝ではないかといわれていた。しかし、蓋をあけてみれば経済問題であるインフレ解消を争点にかかげた共和党に対し、中絶を選挙の争点にかかげた民主党が健闘したかたちとなった。中絶というトピックが、いかに選挙の票集めのために政争の具とされているかがわかる好例である。

⑯ 日本の中絶をめぐる著作は数多くある。入手しやすくかつ比較的新しいものでは、塚原久美、2022、『日本の中絶』ちくま新書や荻野美穂、2014、『女のからだ――フェミニズム以後』岩波新書がよい。

⑰ 女性団体からは、女性の自己決定権を阻害するとして、配偶者同意の要件の撤廃を求める動きが根強くある。じょじょに、配偶者同意の要件を緩和する動きも始まっているものの、医療者側からは訴訟対策で必要との声があることに加え、配偶者同意を撤廃することは男性の無責任さを助長するのではないかという声もあり、完全撤廃には至っていない。

⑱ 日本の中絶政策に関心がある読者には、ティアナ・ノーグレン、［原著2001］2023、『新版　中絶と避妊の政治学――戦後日本のリプロダクション政策』岩波書店、塚原久美、2014、『中絶技術とリプロダクティブ・ライツ――フェミニスト倫理の視点から』勁草書房、荻野美穂、2008、『「家族計画」への道――近代日本の生殖をめぐる政治』岩波書店がよい。

⑲ 女性に偏向している生殖論を、男性の立場から「ジェンダー中立的」に論じるためにはどうしたらよいのかをめぐって、沼崎一郎や森岡正博ら日本の男性研究者のあいだで論争が起きたことがある。その論争では、男性に対して、射精に責任をもち倫理的主体たれ！と宣言をした議論もあったが、男性の倫理観に訴えるだけでは実効性がないのではないか、という批判も生じた。本書の主張も、男性に対し無責任な射精をするな！射精に責任を持て！という掛け声だけで終わってしまうという懸念はある。

　同論争の詳細は、齋藤圭介、2009、「男性学の生殖論における臨界――再生産責任の帰責主体をめぐる議論を中心に」『ソシオロゴス』(33)：14-29を参照。

⑳ 本書を読んだあとに議論するべきポイントをまとめたPDFファイルを、DesignMomのHPからダウンロードすることができる（ただし英語。掲載リンクは太田出版による）。hhttps://www.ohtabooks.com/common/pdf/ER_DiscussionGuide.pdf

訳者あとがき

著者ガブリエル・スタンリー・ブレアは、フランス・ノルマンディ地方の小さな町に住む、アメリカ人作家、ブロガー、デザイナーであり、6人の子どもの母親である。初めての著書『Design Mom: How to Live With Kids』は、二冊目となった本書『射精責任』（原題：Ejaculate Responsibly: A Whole New Way to Think About Abortion）とともに、ニューヨーク・タイムズ紙のベストセラーリスト入りを果たしている。著名人による討論会の司会者を務めるなど八面六臂の活躍をしながら、フランスの片田舎に古い家を購入して家族とともに改築を行う様子を紹介する彼女のSNSアカウントは、大変な人気を博している。

そんな、一見とてもファッショナブルで穏やかな雰囲気を湛えたブレアが本書に記したのは、中絶を根本から問い直す28の提言だ。2022年6月、女性の中絶の権利を憲法で保障したロー対ウェイド判決が最高裁によって覆されたことにより、50年間にわたりアメリカ国内で認められていた中絶の権利が保障されなくなった。今現在も、中絶をめぐる議論が賛成派であるプロチョイス派と反対派であるプロライフ派のあいだで激しく交わされている。アメリカ人女性の権利と健康に大きな危機が訪れた今、ブレアは、中絶賛成、あるいは反対という立場を双方が一旦手放し、対話を別の方向へと導くことを提案している。中絶を減らすことを目指すのなら、それを禁止するのではなく、望まない妊娠を減らすことに注力すべき、と説いたのだ。

中絶の99%は望まない妊娠が原因であり、その望まない妊娠のすべての原因が男性にあるとするブレアは、女性を中絶の議論の中心に置くことは間違っていると断言する。そして、セックスをするから望まない妊娠をするのではなく、望まない妊娠は、男性が無責任な射精をしたときのみ起きる、と主張する。女性にのみ避妊の負担を強いるのではなく、男性側がイニシアチブを取る、徹底した避妊を提案している。

本書はアメリカ国内で大きな議論を巻き起こし、ブレアがブックツアーに向かう全米各所においても、活発な意見交換がなされている。ブレアは妊娠・出産にまつわる幻想に対しても「妊娠・出産は、まさに命がけの行いであり、お遊びではない」と釘を刺す。子育ての負担は甚大で、簡単に産めと言うのは無責任だと断罪する。

近年、日本国内でも、女性の健康と権利をめぐる議論は活発になってきている。時代は進んだとはいえ、少子化、出産、子育てにまつわる議論の中心に置かれるのは、今でも、私たち女性だ。私たちはその議論の中心に、男性にも参加してほしいと願っている。

村井理子

［著者］

ガブリエル・ブレア

起業家・ブロガー。2006年に開設されたWebサイト・DesignMom.comの創設者。当サイトは、タイム誌の「ウェブサイト・オブ・ザ・イヤー」に選出され、ウォール・ストリート・ジャーナル紙、ペアレンツ誌、ベターホームズ&ガーデンズ誌からトップ子育てブログとして賞賛され、アイリス賞の「ブログ・オブ・ザ・イヤー」を受賞。オンラインコンテンツ・クリエイターやクリエイティブな起業家のための超大型年次会議「Alt Summit」の創設者でもあり、現在14年目を迎える。最初の著作『Design Mom: How to Live With Kids』（2015年）と本作『射精責任（Ejaculate Responsibly: A Whole New Way to Think About Abortion）』（2022年）はいずれもニューヨーク・タイムズ紙のベストセラーになった。

夫のベン・ブレアとのあいだには、ラルフ、モード、オリーブ、オスカー、ベティ、フローラ・ジューンの6人の子がいる。

［訳者］

村井理子（むらい・りこ）

翻訳家・エッセイスト。静岡県生まれ。滋賀県在住。

訳書に『ヘンテコピープルUSA』（中央公論新社）、『ゼロからトースターを作ってみた結果』『人間をお休みしてヤギになってみた結果』（ともに新潮文庫）、『ダメ女たちの人生を変えた奇跡の料理教室』（きこ書房）、『黄金州の殺人鬼』（亜紀書房）、『エデュケーション』（早川書房）、『メイドの手帖』（双葉社）など。

著書に『ブッシュ妄言録』（二見文庫）、『家族』、『犬（きみ）がいるから』『犬ニモマケズ』『ハリー、大きな幸せ』（すべて、亜紀書房）、『全員悪人』『兄の終い』『いらねえけどありがとう』（すべてCCCメディアハウス）、『村井さんちの生活』（新潮社）、『更年期障害だと思ってたら重病だった話』（中央公論新社）、『本を読んだら散歩に行こう』（集英社）など多数。

［解説者］

齋藤圭介（さいとう・けいすけ）

社会学者。神奈川県生まれ。東京大学大学院人文社会系研究科博士課程修了。博士（社会学）。現在、岡山大学大学院学術研究院社会文化科学学域（文）准教授。専門はジェンダー研究。

射精責任

発行日　2023年 7 月29日第1版第1刷発行
2023年12月31日第1版第5刷発行

著者　**ガブリエル・ブレア**

訳者　**村井理子**

解説　**齋藤圭介**

発行人　森山裕之

発行所　株式会社 太田出版
160-8571 東京都新宿区愛住町22 第3山田ビル4階
電話 03-3359-6262
Fax 03-3359-0040
HP https://www.ohtabooks.com/

印刷・製本　株式会社 シナノ パブリッシングプレス

ISBN978-4-7783-1878-9 C0030

装丁　水戸部功

編集　藤澤千春